MUSÉE D'ANATOMIE

DE L'ÉCOLE PRÉPARATOIRE

DE MÉDECINE ET DE PHARMACIE DE LYON.

CATALOGUE

DU

MUSÉE D'ANATOMIE

DE L'ÉCOLE PRÉPARATOIRE

DE MÉDECINE ET DE PHARMACIE DE LYON

AVEC INDICATION DES MÉMOIRES ET OBSERVATIONS

QUI SE RAPPORTENT A UN CERTAIN NOMBRE DE PRÉPARATIONS

PENDANT LA DIRECTION DE M. RICHARD (DE NANCY)

Par M. FOLTZ

Professeur-adjoint d'anatomie et de physiologie.
Membre de la Société impériale de médecine de Lyon et de plusieurs
autres sociétés savantes,
Conservateur du Musée.

———<><>———

LYON

IMPRIMERIE D'AIMÉ VINGTRINIER
Rue Belle-Cordière, 14.

1864

INTRODUCTION

Le Musée d'anatomie de l'école de médecine de Lyon a été fondé en 1851, sous le décanat et par l'initiative de M. Richard (de Nancy).

M. le sénateur Vaïsse, dont l'administration éclairée a transformé la ville de Lyon par tant de créations utiles, s'est empressé d'accorder l'allocation nécessaire à la fondation d'une œuvre aussi importante aux études médicales.

J'ai été chargé de rassembler les pièces anatomiques : un appel fut fait à tous les médecins de la ville et particulièrement aux médecins des hôpitaux, dont la plupart ont recueilli dans leur carrière des pièces anatomiques plus ou moins intéressantes, qui deviennent après leur mort un objet d'embarras pour leur famille. Un grand nombre, dont les noms sont inscrits dans le catalogue, répondirent à notre appel. Nous devons citer ici, comme nous ayant le plus encouragé par leurs dons à cette œuvre utile, M. Bonnet, qui nous remit une collection d'os pathologiques, de moules en plâtre, de calculs urinaires ; M. Pétrequin, qui nous adressa

une belle collection de maladies des os ; M. Bouchacourt, une collection de bassins normaux et de bassins viciés ; M. Pointe, de beaux dessins d'anatomie
pathologique faits par Carswell d'Edimbourg, au-
trefois son élève, depuis médecin du roi des Belges;
M. Glénard, une collection de calculs urinaires ; etc.
Nous devons citer encore la Société de médecine
qui, par l'intermédiaire de son honorable archiviste
M. Pasquier, nous donna une précieuse collection
de pièces d'anatomie normale, de monstruosités et
de pièces d'anatomie pathologique, provenant du
fameux M.-A. Petit et de quelques autres chirur-
giens lyonnais. Dépositaire depuis un demi-siècle
de ces objets, la Société de médecine les sauva de
la dispersion et de la ruine en les tenant au fond
d'un placard, jusqu'au jour où elle put croire qu'un
Musée était fondé.

Je trouvai dans les coins d'une salle sombre et
humide de l'école quelques bassins donnés par les
héritiers de Nichet ; des crânes et des têtes mou-
lées en plâtre, qu'Imbert avait recueillies au point
de vue phrénologique et qui provenaient en partie
du célèbre Gall. Malheureusement nos savants
confrères sont morts sans nous laisser aucun ren-
seignement sur leurs collections. Je trouvai encore
les tableaux du Musée Thibert, donnés à l'Ecole
par le duc d'Orléans, et quelques pièces menacées
d'une destruction prochaine, qui avaient été pré-

parées par MM. Favre et Desgranges, anciens chefs des travaux anatomiques, et par M. Ygonin. Je dois citer enfin une belle collection de calculs de toute nature qui nous a été remise par M. Burin du Buisson, provenant des anciens majors des hôpitaux et en particulier de Gensoul.

Je me mis à l'œuvre pour restaurer, classer et étiqueter tous ces objets. Je fis moi-même un certain nombre de préparations. J'en obtins du zèle de MM. les prosecteurs Jacquemet, Chauvin, Christot et d'un grand nombre d'élèves. En peu d'années. je parvins à réunir près de 1,500 pièces, parmi lesquelles un très-petit nombre furent achetées directement, les fonds à ce destinés étant absorbés par l'achat des agencements et des matériaux nécessaires à la conservation des objets.

Le Musée d'anatomie répondait à un véritable besoin ; aussi les conséquences de sa création ne tardèrent pas à se faire sentir : le niveau des études anatomiques, déjà haut à l'Ecole de Lyon, s'est encore élevé ; leur importance a été plus généralement sentie et le goût s'en est plus répandu. Les élèves, inspirés par la vue des collections et guidés par l'étude des objets, sont devenus plus nombreux et plus assidus aux travaux de l'amphithéâtre. La nouvelle génération médicale qui a vu naître le Musée, et qui a contribué pour sa part à son développement, a fondé, depuis, une Société,

la Société des sciencesmédicales, qui a eu l'heureuse pensée d'inscrire dans ses statuts qu'il suffit aux aspirants, pour devenir titulaires, de présenter des pièces anatomo-pathologiques. M. Richard (de Nancy) lui a accordé, sur sa demande, une salle attenante aux salles du Musée pour la tenue de ses réunions. Il n'est donc pas douteux que l'anatomie est mieux cultivée que jamais à l'Ecole de médecine de Lyon. C'est un gage assuré pour les progrès de la médecine pratique.

Les élèves et les professeurs de l'Ecole n'ont pas été seuls à profiter de cette nouvelle source d'instruction qui mettait à leur disposition de nombreux matériaux pour les cours. Les médecins étrangers eux-mêmes sont venus y puiser, et y ont trouvé des sujets d'observations intéressantes. C'est ainsi que plusieurs pièces de nos collections ont été décrites par M. Lambl, de Prague, dans sa relation d'un voyage scientifique; par M. Simon Thomas, professeur à l'Université de Leyde, dans son magnifique ouvrage sur le bassin oblique-ovalaire, etc.

A un Musée, il faut un catalogue, comme à un livre une table des matières, pour faciliter les recherches et éviter les pertes de temps. C'est pourquoi MM. les professeurs de l'Ecole ont résolu de publier celui-ci. Utile à tous par ce qu'il contient, un livret a encore l'avantage de faire ressortir ce qu'il ne contient pas. Tous les travailleurs verront

mieux dans celui-ci les désidérata d'une collection qu'ils sont appelés à compléter par leurs préparations.

J'ai disposé les pièces du Musée dans cinq *classes*, subdivisées en huit *séries* marquées par des lettres.

CLASSES.		SÉRIES.
I. — Anatomie humaine normale.	{	A. SYSTÈME OSSEUX.
	{	B. AUTRES SYSTÈMES.
II. — Anatomie comparée........		C.
III. — Anthropologie		D.
IV. — Tératologie		E.
V. — Anatomie pathologique....	{	F. SYSTÈME OSSEUX.
	{	G. AUTRES SYSTÈMES.
	{	H. MUSÉE THIBERT.

Des inscriptions placées sur les armoires retracent ces divisions fondamentales.

Sur chaque pièce est une étiquette indiquant sa nature avec la *lettre* de la série et le *numéro* d'ordre.

Sur le catalogue, la pièce est inscrite par ses indices : lettre et numéro, et par la suscription de son étiquette.

Lorsque des observations ou des notes m'ont été remises avec les pièces anatomiques, je les ai indiquées en renvoyant le lecteur soit aux archives du Musée où elles ont été déposées, soit aux journaux qui les ont publiées.

Beaucoup d'anciennes pièces pathologiques, an-

notées et signées par des hommes chers à la médecine lyonnaise, ont été inscrites avec la rédaction parfois surannée de leur étiquette, que j'ai cru devoir conserver par respect pour ces maîtres et pour l'histoire de l'art.

Qu'il me soit permis, au nom de l'Ecole, d'adresser ici des remerciements publics à toutes les personnes qui ont contribué à la fondation du Musée par le don de préparations anatomiques. Le nom du préparateur et celui du donateur sont inscrits sur les objets et dans le catalogue.

Quelques pièces qui ne nous sont pas parvenues en temps utile seront publiées dans un supplément.

Le professeur-adjoint, conservateur du Musée,
FOLTZ.

Vu et approuvé par le Directeur de l'Ecole.
RICHARD (de Nancy).

MUSÉE D'ANATOMIE

DE MÉDECINE ET DE PHARMACIE DE LYON.

ANATOMIE HUMAINE NORMALE.

SYSTÈME OSSEUX.

INDICES			DON. P. MM.
A	1	Squelette artificiel d'adulte.	
A	2	Squelette artificiel.	
A	3	Squelette artificiel.	
A	4	Squelette naturel d'enfant.	
A	5	Squelette naturel d'enfant.	
A	6	Squelette de fœtus à terme. Prép. p. M.	FAVRE
A	7	Squelette de fœtus.	
A	8	Squelette de fœtus.	
A	9	Squelette de fœtus.	
A	10	Squelette de fœtus.	
A	11	Squelette de fœtus.	
A	12	Colonne vertébrale.	
A	13	Colonne vertébrale.	
A	14	Colonne vertébrale, coupe médiane.	
A	15	Colonne vertébrale de fœtus.	
A	16	Atlas.	
A	17	Atlas. Coupe.	

INDICES			DON. P. MM.
A	18	Axis.	
A	19	5me vertèbre lombaire.	
A	20	Sacrum.	
A	21	Sacrum.	
A	22	Sacrum.	
A	23	Sacrum.	
A	24	Vertèbres sacrées.	
A	25	Coccyx.	
A	26	Tête.	IMBERT
A	27	Tête.	FOLTZ
A	28	Tête.	DEVAY
A	29	Tête.	NICOD-D'ARBENT
A	30	Tête.	
A	31	Tête.	
A	32	Tête.	
A	33	Tête.	
A	34	Tête.	
A	35	Tête.	
A	36	Tête.	
A	37	Tête.	
A	38	Tête.	
A	39	Tête.	
A	40	Tête.	
A	41	Tête.	
A	42	Tête.	
A	43	Tête.	
A	44	Tête.	
A	45	Tête.	
A	46	Tête.	

INDICES   BON. P. MM.

A 47 Tête.

A 48 Tête.

A 49 Tête.

A 50 Tête.

A 51 Tête.

A 52 Tête.

A 53 Tête de vieillard.   IMBERT

A 54 Tête de vieillard.   IMBERT

A 55 Tête de vieillard.   IMBERT

A 56 Tête de vieillard.   IMBERT

A 57 Tête de vieillard.

A 58 Tête de vieillard.

A 59 Tête de vieillard.

A 60 Tête de vieillard.

A 61 Tête d'adulte désarticulée.

A 62 Tête d'adulte, articulée à distance.

A 63 Tête d'adulte, articulée à distance.

A 64 Tête d'adulte, sinus du diploé.

A 65 Tête d'enfant de 9 ans.   FOLTZ

A 66 Tête d'enfant de 8 ans.   FOLTZ

A 67 Tête d'enfant de 6 ans.   FOLTZ

A 68 Tête de fille de 5 ans.   FOLTZ

A 69 Tête d'enfant de 2 à 3 ans.

A 70 Tête de fœtus à terme.

A 71 Tête de fœtus à terme.

A 72 Tête de fœtus.

A 73 Tête de fœtus.

A 74 Tête de fœtus.

A 75 Tête de fœtus.

INDICES   DON. P. MM.

A   76   Tête de fœtus.
A   77   Tête de fœtus non à terme désarticulée.
A   78   Tête de fœtus désarticulée.
A   79   Tête de fœtus désarticulée.
A   80   Tête de fœtus désarticulée.
A   81   Tête de fœtus désarticulée.
A   82   Tête de fœtus désarticulée.
A   83   Tête de fœtus désarticulée.
A   84   Tête de fœtus désarticulée.
A   85   Tête de fœtus articulée à distance.
A   86   Occipital.
A   87   Occipital.
A   88   Occipital.
A   89   Occipital.
A   90   Occipital.
A   91   Occipital.
A   92   Occipital.
A   93   Occipital.
A   94   Occipital.
A   95   Frontal.
A   96   Frontal.
A   97   Frontal.
A   98   Frontal.
A   99   Frontal
A 100   Frontal.
A 101   Frontal.
A 102   Frontal d'enfant.
A 103   Pariétal.
A 104   Pariétal.

INDICES   DON. P. MM.

A 105 Pariétal.
A 106 Pariétal.
A 107 Pariétal.
A 108 Pariétal.
A 109 Pariétal.
A 110 Pariétal.
A 111 Pariétal.
A 112 Pariétal.
A 113 Pariétal.
A 114 Pariétal.
A 115 Pariétal.
A 116 Pariétal d'enfant.
A 117 Pariétal de fœtus.
A 118 Pariétal de fœtus.
A 119 Les deux pariétaux articulés.
A 120 Temporal.
A 121 Temporal.
A 122 Temporal.
A 123 Temporal.
A 124 Temporal.
A 125 Sphénoïde.
A 126 Ethmoïde.
A 127 Maxillaire supérieur.
A 128 Maxillaire supérieur.
A 129 Maxillaire supérieur.
A 130 Maxillaire supérieur.
A 131 Maxillaire supérieur.
A 132 Maxillaire supérieur.
A 133 Maxillaire supérieur.

INDICES   DON. P. MM.

A 134   Maxillaire supérieur.

A 135   Maxillaire supérieur.

A 136   Maxillaire supérieur droit d'enfant.

A 137   Maxillaire supérieur gauche d'enfant.

A 138   Palatins (Une boîte).

A 139   Malaire.

A 140   Malaire.

A 141   Malaire.

A 142   Os nasaux (Une boîte).

A 143   Unguis (Une boîte).

A 144   Cornets inférieurs (Une boîte)

A 145   Vomers (Une boîte).

A 146   Maxillaire inférieur.

A 147   Maxillaire inférieur.

A 148   Maxillaire inférieur.

A 149   Maxillaire inférieur.

A 150   Maxillaire inférieur.

A 151   Maxillaire inférieur.

A 152   Maxillaire inférieur.

A 153   Maxillaire inférieur.

A 154   Maxillaire inférieur.

A 155   Maxillaire inférieur.

A 156   Maxillaire inférieur.

A 157   Maxillaire inférieur.

A 158   Maxillaire inférieur.

A 159   Maxillaire inférieur.

A 160   Maxillaire inférieur.

A 161   Maxillaire inférieur.

A 162   Maxillaire inférieur d'enfant.

INDICES			DON. P. MM.
A	163	Maxillaire inférieur de vieillard.	
A	164	Tête d'enfant, dentition.	A. BONNET
A	165	Tête d'enfant, dentition.	
A	166	Dents humaines (Une boîte).	
A	167	Coupe médiane de la tête.	
A	168	Coupe médiane de la tête.	
A	169	Coupe médiane de la tête.	
A	170	Coupe médiane de la tête.	
A	171	Coupe médiane de la tête.	
A	172	Base du crâne.	
A	173	Base du crâne.	
A	174	Voûte du crâne.	
A	175	Voûte du crâne.	
A	176	Coupe médiane de la base du crâne.	
A	177	Coupe médiane et coupe transversale de la base du crâne.	
A	178	Tête avec coupes diverses.	
A	179	Coupes de la face, sinus.	FOLTZ
A	180	Coupes de la face, fosses nasales.	FOLTZ
A	181	Méat moyen et gouttière lacrymale. Prép. p. M.	FOLTZ
A	182	Canal lacrymo-nasal. Prép. p. M.	FOLTZ
A	183	Coupe médiane de la tête d'une fille de 5 ans.	
A	184	Coupe de vertèbres, sinus des os.	
A	185	Vertèbres crâniennes. Prép. p. M.	FOLTZ
A	186	Cage thoracique.	
A	187	Sternum avec cartilages.	
A	188	Sternum.	

INDICES   DON. P. MM.

A   189   Sternum dont l'appendice xyphoïde
          bifide et ossifié est fortement dé-
          jeté en avant.

A   190   24 côtes.

A   191   24 côtes.

A   192   1re côte.

A   193   1re côte.

A   194   1re côte.

A   195   Côte.

A   196   Côte.

A   197   12e côte.

A   198   12e côte.

A   199   Clavicule.

A   200   Clavicule.

A   201   Clavicule.

A   202   Clavicule.

A   203   Clavicule.

A   204   Clavicule.

A   205   Clavicule.

A   206   Clavicule.

A   207   Clavicule.

A   208   Clavicule.

A   209   Clavicule.

A   210   Clavicule.

A   211   Clavicule.

A   212   Clavicule.

A   213   Clavicule.

A   214   Omoplate.

A   215   Omoplate.

INDICES   DON. P. MM.

A 216   Omoplate.
A 217   Omoplate.
A 218   Omoplate.
A 219   Omoplate.
A 220   Omoplate.
A 221   Omoplate.
A 222   Omoplate.
A 223   Omoplate.
A 224   Humérus.
A 225   Humérus.
A 226   Humérus.
A 227   Humérus.
A 228   Humérus.
A 229   Humérus.
A 230   Humérus.
A 231   Humérus.
A 232   Humérus.
A 233   Humérus.
A 234   Humérus.
A 235   Humérus (Coupes transversales).
A 236   Humérus (Coupe longitudinale).
A 237   Cubitus.
A 238   Cubitus.
A 239   Cubitus.
A 240   Cubitus.
A 241   Cubitus.
A 242   Cubitus.
A 243   Cubitus.
A 244   Cubitus.

INDICES   DON   P. MM

A   245   Cubitus.
A   246   Cubitus.
A   247   Cubitus.
A   248   Cubitus.
A   249   Radius.
A   250   Radius.
A   251   Radius.
A   252   Radius.
A   253   Radius.
A   254   Radius.
A   255   Radius.
A   256   Radius.
A   257   Radius.
A   258   Radius.
A   259   Radius.
A   260   Radius.
A   261   Radius.
A   262   Radius coupé.
A   263   Os de la main gauche.
A   264   Os de la main droite.
A   265   Os de la main droite.
A   266   Os de la main gauche.
A   267   Os de la main.
A   268   Main articulée.
A   269   Main articulée.
A   270   Bassin d'homme.   BOUCHACOURT
A   271   Bassin d'homme.
A   272   Bassin de femme.   BOUCHACOURT
A   273   Bassin de femme.

INDICES   DON. P. MM.

A	274	Bassin de femme.	
A	275	Bassin de femme.	
A	276	Bassin avec ses ligaments.	BOUCHACOURT
A	277	Bassin désarticulé.	
A	278	Bassin.	BOUCHACOURT
A	279	Bassin.	BOUCHACOURT
A	280	Bassin.	BOUCHACOURT
A	281	Bassin de fille de 11 ans.	BOUCHACOURT
A	282	Bassin de fille de 8 ans.	BOUCHACOURT
A	283	Bassin, fille de 6 ans 7 mois.	BOUCHACOURT
A	284	Bassin, fille de 3 ans 11 mois.	BOUCHACOURT
A	285	Bassin, fille de 3 ans.	BOUCHACOURT
A	286	Bassin, fille de 1 an 7 mois.	BOUCHACOURT
A	287	Bassin, fille de 1 mois.	BOUCHACOURT
A	288	Bassin de fœtus à terme.	BOUCHACOURT
A	289	Bassins de fœtus de divers âges.	BOUCHACOURT
A	290	Os iliaque.	
A	291	Os iliaque.	
A	292	Os iliaque.	
A	293	Os iliaque.	
A	294	Os iliaque.	
A	295	Os iliaque.	
A	296	Os iliaque.	
A	297	Os iliaque.	
A	298	Os iliaque.	
A	299	Fémur.	
A	300	Fémur.	
A	301	Fémur.	
A	302	Fémur.	

INDICES   DON. P. MM.

A 303 Fémur.
A 304 Fémur.
A 305 Fémur.
A 306 Fémur.
A 307 Fémur.
A 308 Fémur.
A 309 Fémur.
A 310 Fémur.
A 311 Fémur.
A 312 Fémur.
A 313 Fémur.
A 314 Fémur.
A 315 Demi-fémur.
A 316 Rotule.
A 317 Rotule.
A 318 Rotule.
A 319 Rotule.
A 320 Rotule.
A 321 Tibia.
A 322 Tibia.
A 323 Tibia.
A 324 Tibia.
A 325 Tibia.
A 326 Tibia.
A 327 Tibia.
A 328 Tibia.
A 329 Tibia.
A 330 Tibia.
A 331 Tibia.

INDICES   DON. P. MM.

A 332 Tibia et péroné articulés.

A 333 Péroné.

A 334 Péroné.

A 335 Péroné.

A 336 Péroné.

A 337 Péroné.

A 338 Péroné.

A 339 Péroné.

A 340 Péroné.

A 341 Péroné.

A 342 Os du pied droit.

A 343 Os du pied gauche.

A 344 Os du pied droit.

A 345 Os du pied gauche.

A 346 Divers os du pied.

A 347 Pied articulé.

A 348 Pied articulé.

A 349 Main et pied articulés à la Beauchène.

A 350 Bras articulé à distance, épiphyses.

A 351 Jambe articulée à distance, épiphyses.

A 352 Homologie symétrique des membres
        pelviens et thoraciques. (*Journal de
        la physiologie*, 1863).   Foltz

A 353 Homologie directe du membre pelvien
        droit et du membre thoracique gau-
        che. Prép. p. M.   Foltz

A 354 Homologie des os du bassin et des épau-
        les représentant deux bassins dispo-
        sés en sens inverse. Prép. p. M.   Foltz

INDICES			DON. P. MM.
A	355	Scapulum et clavicule, coupe pour l'étude de l'homologie.	FOLTZ
A	356	Homologie symétrique des os du pied droit et de la main droite. Prép. p. M.	FOLTZ
A	357	Os hyoïde.	
A	358	Os hyoïde.	
A	359	Os calcinés.	
A	360	Os privés de leurs sels terreux par l'acide nitrique étendu.	
A	361	Pétrification commencée dans les couches superficielles d'un métacarpien de bœuf.	
A	362	Pétrification déjà sensible dans toute la substance compacte d'un métacarpien de bœuf.	
A	363	Maxillaire inférieur de mouton rougi par la garance.	GLÉNARD
A	364	Maxillaire inférieur de mouton rougi par la garance.	GLÉNARD
A	365	Maxillaire inférieur de mouton rougi par la garance.	GLÉNARD
A	366	Scapulum de bœuf coloré par la garance.	GLÉNARD

ARTICULATIONS, MUSCLES, ORGANES SPLANCHNIQUES, VAISSEAUX, NERFS, ORGANES DES SENS, ORGANES GÉNITO-URINAIRES, FOETUS.

INDICES			DON. P. MM.
B	1	Articulation de l'apophyse odontoïde avec l'atlas et l'occipital. Prép. p. M.	FOLTZ
B	2	Ligaments odontoïdiens. Prép. p. M.	FOLTZ
B	3	Articulation temporo - maxillaire. Prép. p. M.	FOLTZ
B	4	Articulation scapulo-humérale. Prép. p. M.	CHAUVIN
B	5	Articulations de la main.	
B	6	Tendons de la main.	
B	7	Bassin de femme avec les ligaments. Prép. p. M.	L. TRIPIER
B	8	Articulation coxo-fémorale.	
B	9	Muscles du crâne et de la face (cire et os). Prép. p. M.	FONTAN
B	10	Muscles de la face (cire).	
B	11	Muscles temporal et masséter.	
B	12	Muscles ptérygoïdiens.	
B	13	Muscles de la main. Prép. p. M.	L. TRIPIER
B	14	Muscle accessoire du long fléchisseur des orteils. Prép. p. M.	FOLTZ
B	15	Ecorché, muscles superficiels (plâtre), provenant de la Soc. de médecine.	

INDICES			DON. P. MM.
B	16	Ecorché, muscles superficiels (plâtre, par Houdon, 1765).	
B	17	Ecorché, muscles superficiels (plâtre).	IMBERT
B	18	La main, les muscles, vaisseaux et nerfs (cire).	
B	19	Estomac, intestin grêle et gros intestin. Prép. p. M.	DUPLANT
B	20	Viscères thoraciques et abdominaux (cire).	
B	21	Larynx.	
B	22	Larynx, trachée artère et corps thyroïde (cire).	
B	23	Empreinte métallique des bronches.	
B	24	Cœur et origine des gros vaisseaux.	
B	25	Cœur et gros vaisseaux ; creux sus-claviculaire, creux axillaire. Prép. p. M.	CHRISTÉT
B	26	Cœur de fœtus ; trou de Botal. Prép. p. M.	DESPREZ
B	27	Cœur de fœtus (cire).	
B	28	Artères carotide interne et carotide externe. Prép. p. M.	BROALLIER
B	29	Branches de la carotide externe. Prép. p. M.	FOLTZ
B	30	Artères de la face (mixte, os et cire).	
B	31	Artères et veines de la face (mixte, os et cire).	
B	32	Artères et veines du bras.	
B	33	Veines du bras.	

INDICES			DON. P. MM.
B	34	Artères et nerfs de l'avant-bras et de la main. Prép. p. M.	CHRISTÔT
B	35	Artère et nerf interosseux postérieurs de l'avant-bras. Prép. p. M.	FOLTZ
B	36	Artères de la main.	
B	37	Artères du bassin.	
B	38	Artères de la jambe.	
B	39	Artères de la jambe et du pied. Prép. p. M.	CHRISTÔT
B	40	Artères du pied.	
B	41	Canal thoracique. Prép. p. M.	FOLTZ
B	42	Vaisseaux lymphatiques de la langue. Prép. p. M.	FOLTZ
B	43	Vaisseaux lymphatiques superficiels du foie. Prép. p. M.	FOLTZ
B	44	Vaisseaux lymphatiques superficiels du foie. Prép. p. M.	FOLTZ
B	45	Réseau lymphatique superficiel d'une portion du poumon. Prép. p. M.	FOLTZ
B	46	Vaisseaux lymphatiques superficiels du bras. Prép. p. M.	FOLTZ
B	47	Vaisseaux lymphatiques sous-cutanés du membre inférieur. Prép. p. M.	FOLTZ
B	48	Nerfs et vaisseaux d'un jeune sujet.	TEISSIER
B	49	Dure-mère cérébrale.	
B	50	Nerfs de l'œil. Prép. p. M.	CHRISTÔT
B	51	Nerfs de l'œil. Prép. p. M.	CHRISTÔT
B	52	Nerf facial. Prép. p. M.	CHRISTÔT
B	53	Nerf trijumeau.	

INDICES			DON. P. MM.
B	54	Nerf trijumeau et artères de la face (mixte, os et cire).	
B	55	Nerfs et vaisseaux de la face (cire, 3 fois le diamètre).	DUCHENNE
B	56	Nerfs de l'avant-bras et de la main (mixte, os et cire).	
B	57	Nerfs de la jambe et du pied (os et cire).	
B	58	OEil artificiel.	
B	59	Conduits lacrymaux. Prép. p. M.	FOLTZ
B	60	Sac et conduits lacrymaux. Prép. p. M.	FOLTZ
B	61	Sac et conduits lacrymaux. Prép. p. M.	FOLTZ
B	62	Sac et conduits lacrymaux. Prép. p. M.	FOLTZ
B	63	Conduits lacrymaux. Prép. p. M.	FOLTZ
B	64	Conduits lacrymaux. Prép. p. M.	FOLTZ
B	65	Empreinte des valvules et culs-de-sac des conduits lacrymaux. Prép. p. M.	FOLTZ
B	66	Empreinte métallique du sac et des conduits lacrymaux. Prép. p. M.	FOLTZ
B	67	Injection du sac et des conduits lacrymaux avec le métal de Darcet. Prép. p. M.	FOLTZ
B	68	Conduits lacrymaux du chien. Prép. p. M.	FOLTZ
B	69	Conduits lacrymaux du cheval. Prép. p. M.	FOLTZ
B	70	Oreille artificielle (d'Auzoux).	
B	71	Membrane du tympan.	
B	72	Osselets de l'ouïe.	

INDICES			DON. P. MM.

B 73 Caisse du tympan, canaux demi-circulaires.

B 74 Canaux demi-circulaires.

B 75 Limaçon.

B 76 Labyrinthe osseux.

B 77 Onze temporaux coupés ou sculptés
pour l'étude de l'oreille interne.
Prép. p.　　　　　　M.-A. PETIT

B 78 Muscles, nerfs et vaisseaux de l'oreille.

B 79 Muscles, nerfs et vaisseaux de l'oreille
(cire).

B 80 Préparations microscopiques (une
boîte).

B 81 Préparations microscopiques (une
boîte).

B 82 Organes génito-urinaires de l'homme.
Prép. p. M.　　　　　　JACQUEMET

B 83 Section médiane des organes génito-
urinaires de l'homme. Prép. p. M. JACQUEMET

B 84 Injection de l'épididyme. Prép. p. M. JACQUEMET

B 85 Injection de l'épididyme. Prép. p. M. JACQUEMET

B 86 Injection de l'épididyme. Prép. p.M.　　DRON

B 87 Injection des conduits séminifères.
Prép. p. M.　　　　　　JACQUEMET

B 88 Organes génito-urinaires de la femme.
Prép. p. M.　　　　　　JACQUEMET

B 89 Organes génitaux d'une femme morte
peu de jours après un accouchement à terme.

INDICES		DON. P MM.
B 90	Embryon d'environ vingt jours, vésicule ombilicale. Prép. p. M.	FOLTZ
B 91	Embryon d'un mois avec les membranes. Prép. p. M.	YGONIN
B 92	Embryon d'un mois.	DEVAY
B 93	Embryon de cinq semaines avec les membranes. Prép. p. M.	P. MEYNET
B 94	Embryon de six semaines.	FOLTZ
B 95	Embryon de six semaines avec les membranes. Prép. p. M.	YGONIN
B 96	Embryon de six semaines.	
B 97	Embryon de six à sept semaines.	FOLTZ
B 98	Embryon d'un mois et demi avec les membranes.	YGONIN
B 99	Embryon de neuf semaines.	FOLTZ
B 100	Fœtus de deux mois et demi.	YGONIN
B 101	Fœtus de près de trois mois avec ses membranes.	FOLTZ
B 102	Fœtus de près de trois mois.	
B 103	Fœtus de près de trois mois avec le placenta.	YGONIN
B 104	Fœtus de trois mois.	PERNOLET
B 105	Fœtus de trois mois.	YGONIN
B 106	Fœtus de trois mois et demi avec les membranes.	FOLTZ
B 107	Fœtus de trois mois et demi.	YGONIN
B 108	Fœtus de trois mois et demi avec les membranes.	FOLTZ

B . 109	Fœtus de trois mois et demi avec les membranes.	YGONIN
B 110	Fœtus de quatre mois.	YGONIN
B 111	Fœtus de quatre mois.	YGONIN
B 112	Fœtus de quatre mois et demi.	YGONIN
B 113	Fœtus de quatre mois et demi.	LERICHE
B 114	Fœtus de quatre mois et demi.	BRON
F 115	Fœtus, fin du quatrième mois.	
B 116	Fœtus de cinq mois.	
B 117	Fœtus de cinq mois.	YGONIN
B 118	Fœtus de cinq mois.	YGONIN
B 119	Fœtus de cinq mois et demi.	PERNOLET
B 120	Fœtus de six mois.	YGONIN

ANATOMIE COMPARÉE.

INDICES			LON. P. MM.
C	1	Squelette de macaque bonnet-chinois.	
C	2	Squelette de cynocéphale.	
C	3	Squelette de sapajou.	
C	4	Squelette de chauve-souris.	
C	5	Squelette de taupe.	
C	6	Squelette de chien.	
C	7	Squelette de chien.	
C	8	Squelette de chat.	
C	9	Squelette d'écureuil.	DELORE
C	10	Squelette de marmotte.	
C	11	Porc-épic.	
C	12	Squelette de lièvre.	
C	13	Squelette de cobaye.	
C	14	Squelette de cheval.	LECOQ
C	15	Squelette de bouc commun.	
C	16	Squelette de daim-cerf.	CHAUVEAU
C	17	Tête de gorille mâle (plâtre).	
C	18	Tête de chimpanzé mâle (plâtre).	
C	19	Tête de papion.	
C	20	Tête de loutre.	
C	21	Tête de chien.	IMBERT
C	22	Tête de chien.	
C	23	Tête de chien.	
C	24	Tête de chien, dogue-mâtin.	IMBERT
C	25	Tête de chien.	

C	26	Tête de chien.	
C	27	Tête de chien.	
C	28	Tête de chien.	
C	29	Tête de chien, canis aquaticus.	IMBERT
C	30	Tête de chien d'arrêt.	IMBERT
C	31	Tête de chien de Terre-Neuve.	IMBERT
C	32	Tête de chien, épagneul mâle.	IMBERT
C	33	Tête de chien.	
C	34	Tête de chien.	
C	35	Tête de chien.	
C	36	Tête de chien.	
C	37	Tête de chien, molosse mâle.	IMBERT
C	38	Tête de chien.	
C	39	Tête de chien.	
C	40	Tête de chien d'arrêt.	
C	41	Tête de chien, boule-dogue.	
C	42	Tête de chien, 4 ans.	
C	43	Tête de chien, carlin de 4 ans.	IMBERT
C	44	Tête de chien.	
C	45	Tête de chien.	
C	46	Tête de chien.	
C	47	Tête de chien.	
C	48	Tête de loup.	
C	49	Tête de loup.	
C	50	Tête de loup, femelle.	
C	51	Tête de loup.	
C	52	Tête de chat.	
C	53	Tête de lion (plâtre).	
C	54	Tête de phoque.	IMBERT

INDICES   DON P. MM.

C 55   Tête de marmotte.
C 56   Tête de porc-épic.
C 57   Tête de lapin.
C 58   Tête de lapin.
C 59   Tête de lièvre.
C 60   Tête d'hippopotame.   IMBERT
C 61   Tête de sanglier.   IMBERT
C 62   Tête de cochon.
C 63   Tête de cochon.
C 64   Tête de cochon.
C 65   Tête de cochon de 4 mois 1/2.
C 66   Tête de jeune cochon.
C 67   Tête de cheval.   IMBERT
C 68   Tête de cheval.
C 69   Tête de cheval.
C 70   Tête de cheval hongre.
C 71   Tête d'âne.
C 72   Tête de cerf.   IMBERT
C 73   Tête de biche.
C 74   Tête de daim.
C 75   Tête de daim.
C 76   Tête de chevreuil.
C 77   Tête de chevreuil.
C 78   Tête de chevreuil.
C 79   Tête de chevrette.
C 80   Tête de chevrette.
C 81   Tête de chevreuil.
C 82   Tête de chevreuil.
C 83   Tête de chevreuil.

INDICES   LON. P. H.

C 84   Tête de chevrette.
C 85   Tête de gazelle.
C 86   Tête de chamois.
C 87   Tête de chamois.
C 88   Tête de chamois.
C 89   Tête de chèvre.
C 90   Tête de chèvre.
C 91   Tête de bélier d'Europe.
C 92   Tête de bélier.
C 93   Tête de bélier.
C 94   Tête de bélier.
C 95   Tête de brebis.
C 96   Tête de bélier.
C 97   Tête de bélier à 4 cornes, mouton
       d'Islande.
C 98   Tête de buffle.   IMBERT
C 99   Tête de buffle.
C 100 Tête de bœuf.
C 101 Tête de bœuf.
C 102 Tête de bœuf.
C 103 Tête de bœuf.
C 104 Tête de dauphin.
C 105 Tête de dauphin.
C 106 Tête de chien (coupe).
C 107 Tête de boule-dogue (coupe).
C 108 Tête de chien (coupe).
C 109 Tête de chien (coupe).
C 110 Tête de chat (coupe).
C 111 Tête de chevrette (coupe).

INDICES   DON. P. MM.

C 112   Tête de chevrette (coupe).

C 113   Tête de mouton (coupe).

C 114   Tête de mouton (coupe).

C 115   Radius et cubitus de cheval du côté
         droit.   CHAUVEAU

C 116   Squelette d'épervier.

C 117   Squelette d'épervier.

C 118   Squelette de serin.

C 119   Squelette de corneille.

C 120   Squelette de corneille.

C 121   Squelette de coq.

C 122   Squelette de vanneau huppé.

C 123   Squelette de vanneau huppé.

C 124   Squelette de héron.

C 125   Tête de pie.

C 126   Tête de geai.

C 127   Tête de perroquet.

C 128   Tête de grue.   LAHILONNE

C 129   Tête d'albatros.

C 130   Tête d'albatros.

C 131   Sternum d'aigle royal.

C 132   Sternum de rapace.

C 133   Sternum d'effraie.

C 134   Sternum de perroquet.

C 135   Sternum de perruche.

C 136   Sternum de perruche.

C 137   Sternum de perroquet amazone.

C 138   Sternum de pintade.

INDICES   DON. P. MM.

C   139   Sternum de poule.
C   140   Sternum de faisan.
C   141   Sternum de grue cendrée.
C   142   Sternum de cigogne ordinaire.

C   143   Squelette de tortue.
C   144   Tête de tortue marine.
C   145   Jeune crocodile.
C   146   Mâchoire inférieure de crocodile.
C   147   Stellion d'Afrique.   DELORE
C   148   Scinque.   DELORE
C   149   Squelette de serpent python de
          Séba.
C   150   Squelette de couleuvre.
C   151   Couleuvre.   DELORE
C   152   Couleuvre.   DELORE
C   153   Vipère commune.   DELORE
C   154   Vipère commune.   DELORE
C   155   Peau de serpent python.
C   156   Peau de serpent à sonnette de la
          Louisiane.
C   157   Squelette de grenouille.

C   158   Squelette de perche.
C   159   Squelette de tanche.
C   160   Mâchoire de requin.
C   161   Mâchoire de requin.   REUDET

C 162 Scorpions roussâtres.   Ch. Bouchacourt
C 163 Homard commun.
C 164 Ommastrephes gigas.   Leriche
C 165 Rayons de miel.   Glénard

ANTHROPOLOGIE.

INDICES		RACES HUMAINES.	DON. P. MM.
D	1	Tête d'Européen.	
D	2	Tête d'Européen d'une belle forme ovale.	IMBERT
D	3	Tête du Suédois Eric Zébell, membre de l'Académie de Stockholm, secrétaire de Gustave III.	IMBERT
D	4	Tête de momie Egyptienne.	VALETTE
D	5	Moule d'une tête de Chinois.	
D	6	Moule d'une tête de Mongol.	
D	7	Tête de femme Charrua (rameau patagonien).	IMBERT
D	8	Moule de la tête d'un ancien Inca ou Quichoa de Bolivie.	
D	9	Tête de nègre.	DELORE
D	10	Tête de négresse. Hottentote?	
D	11	Moule d'une tête de Boschisman.	
D	12	Moule de la tête d'une femme Malaise.	
D	13	Momie Egyptienne.	BRACHET
D	14	Bras de momie de Thèbes.	
D	15	Pied de. momie.	

PHRÉNOLOGIE; VARIÉTÉS DE CRANES.

D	16	Crâne topographié d'après Gall.	IMBERT
D	17	Buste en plâtre topographié d'après Gall.	BOUCHACOURT

INDICES			DON. P. MM.
D	18	Buste divisé d'après le système de Gall.	IMBERT
D	19	Buste topographié d'après Spurzheim.	IMBERT
D	20	Hippocrate (buste en plâtre).	IMBERT
D	21	Alexandre (buste en plâtre).	IMBERT
D	22	Napoléon Ier (moule de la tête par Antomarchi).	IMBERT
D	23	Démosthènes (buste).	IMBERT
D	24	Cicéron (buste).	IMBERT
D	25	Galien (buste).	
D	26	Socrate (buste).	
D	27	Sénèque (buste).	
D	28	Caton (buste).	
D	29	Vitellius (buste).	
D	30	M. V. Agrippa (buste).	
D	31	Julien de Médicis (buste).	
D	32	Michel-Ange (buste).	
D	33	Marie Stuart (moule de la face).	
D	34	Dante (moule de la face).	PÉTREQUIN
D	35	Le Tasse (moule de la face).	
D	36	Henri IV (moule de la face).	
D	37	Voltaire (moule de la face).	
D	38	Charles XII, roi de Suède (moule de la face).	
D	39	Cromwell (moule de la face).	
D	40	Mirabeau (moule de la face).	
D	41	Newton (moule de la face).	
D	42	Walter-Scott (buste).	
D	43	Buffon (buste).	

INDICES   DON. P. MM.

D 44   Desault (buste).

D 45   Bichat (buste).

D 46   Geoffroy-Saint-Hilaire (buste en terre
          cuite).   POINTE

D 47   J. E. Gilibert (buste en terre cuite).   POINTE

D 48. M.-A. Petit (buste en plâtre),

D 49   H. de Boissieu (buste).

D 50   Denon (buste).

D 51   Hérold, compositeur (buste).

D 52   Saint-Simon (buste).

D 53   Professeur Lallemand (buste).

D 54   Spurzheim (buste).

D 55   Broussais (buste).

D 56   Raspail (buste).

D 57   Général Custine (buste).

D 58   Casimir Perrier (buste).

D 59   Jacquard (buste).

D 60   Robespierre (moule de la face).

D 61   Marat (moule de la face).

D 62   Moule de la tête entière de Fieschi.

D 63   Moule du crâne du précédent.

D 64   Moule de la tête entière de Pépin.

D 65   Moule de la tête de Moré.

D 66   Crâne de Antelme Perrin, décapité.

D 67   Moule de la tête du précédent.

D 68   Crâne de J. Brunner, décapité.

D 69   Moule de la tête du précédent.

D 70   Crâne de Annet Debas, décapité.

D 71   Moule de la tête du précédent.

D 72 Moule de la tête de Chevalier, dit Le-
lièvre, décapité.

D 73 Moule de la tête de Magnus, décapité.

D 74 Moule de la tête de Lacenaire, décapité.

D 75 Crâne de Fayot, décapité.

D 76 Moule de la tête du précédent.

D 77 Crâne de Ginot, décapité.

D 78 Moule de la tête du précédent.

D 79 Crâne de Wirling, décapité.

D 80 Moule de la tête du précédent.

D 81 Crâne de Rambert-Collot, décapité.

D 82 Crâne de Durand, décapité.

D 83 Crâne de Montel, décapité.

D 84 Crâne de Deschamps, décapité.

D 85 Moule de la tête du précédent.

D 86 Crâne de Chrétien, décapité.

D 87 Moule de la tête du précédent.

D 88 Tête entière de Dumollard, décapité.

D 89 Moule de la tête du précédent.

D 90 Moule de la tête de Chartron, voleur.

D 91 Moule de la tête d'un voleur.

D 92 Moule de la tête d'un voleur.

D 93 Moule de la tête d'un voleur.

D 94 Moule de la tête d'un voleur de pro-
fession.

D 95 Moule de la tête d'un phthisique, voleur jusqu'à la mort.

D 96 Moule de la tête d'un idiot.

D 97 Moule de la tête d'un idiot.

INDICES — DON. P. MM.

D 98 Moule de la tête d'un idiot remarquable par sa bonté.

D 99 Crâne large; bosses pariétales très-saillantes.

D 100 Crâne large.

D 101 Crâne large.

D 102 Crâne très-allongé; forte saillie de l'occipital.

D 103 Crâne en forme de gourde.

D 104 Crâne étroit et allongé.

D 105 Crâne allongé; saillie de l'occipital.

D 106 Crâne de forme ronde, en boule.

D 107 Tête ronde.

D 108 Tête ronde.

D 109 Crâne avec front déprimé.

D 110 Crâne avec forte saillie des sinus frontaux.

D 111 Forte saillie de l'occipital; os Wormiens.

D 112 Inégal développement des deux moitiés du crâne.

D 113 Irrégularité des deux moitiés du crâne.

D 114 Crâne insymétrique; os Wormiens.

D 115 Microcéphale.   IMBERT

D 116 Tête d'idiote.   IMBERT

D 117 Crâne à parois épaisses.   IMBERT

D 118 Crâne à parois d'une épaisseur très-inégale; saillies et dépressions très-sensibles seulement sur la table externe.   IMBERT

TÉRATOLOGIE.

—

ANOMALIES SIMPLES.

—

ANOMALIES OSSEUSES.

INDICES   DON. P. MM

E 1 Persistance de la suture frontale moyenne.

E 2 Persistance de la suture frontale moyenne.

E 3 Persistance de la suture frontale moyenne.

E 4 Persistance de la suture frontale moyenne.

E 5 Persistance de la suture frontale moyenne.

E 6 Persistance de la suture frontale moyenne;
os Wormien.

E 7 Os Wormien volumineux.

E 8 Os Wormien à la fontanelle antéro-latérale.

E 9 Os Wormien latéral.

E 10 Os Wormiens.

E 11 Os épactal; forte saillie de l'occipital.

E 12 Os Wormiens des fontanelles antéro-la-
térales. Scissure de l'apophyse montante
du maxillaire supérieur, tendant à isoler
la gouttière lacrymale du reste de l'os.

E 13 Développement considérable de la grande
aile du sphénoïde aux dépens de l'écaille
du temporal; absence d'apophyse vaginale; conduit auditif externe en forme
de trou étroit.   FOLTZ

INDICES   DON. P. MM.

E 14   Grande aile du sphénoïde développée aux
       dépens d'une partie de l'écaille du tem-
       poral.

E 15   Développement de la grande aile du sphé-
       noïde aux dépens de l'écaille du tem-
       poral.

E 16   Fort développement des grandes ailes du
       sphénoïde.

E 17   Pariétaux développés aux dépens d'une par-
       tie des écailles des temporaux.

E 18   Apophyse ptérygoïde dont l'aile externe est
       très élargie et soudée à l'épine du sphé-
       noïde.   FOLTZ

E 19   Aile externe de l'apophyse ptérygoïde très-
       développée.

E 20   Forte apophyse naissant de la surface jugu-
       laire de l'occipital.   FOLTZ

E 21   Apophyse naissant de la surface jugulaire
       de l'occipital.

E 22   Apophyse unciforme de l'ethmoïde recou-
       vrant complètement l'os unguis.   FOLTZ

E 23   Division de l'atlas en deux moitiés latérales
       par une scissure de l'arc postérieur et
       une scissure de l'arc antérieur.

E 24   Fissure de l'arc postérieur de l'atlas.   FOLTZ
E 25   Fissure de l'arc postérieur de l'atlas.   FOLTZ
E 26   Fissure de l'arc postérieur de l'atlas.   CAUTRU
E 27   Cinquième vertèbre lombaire dont les lames
       ne sont pas soudées aux masses latérales.

INDICES   DON. P. MM.

E   28   Dernière vertèbre lombaire faisant corps
         avec le sacrum par sa masse latérale
         gauche.   BERNE

E   29   Petites cornes de l'os hyoïde très-déve-
         loppées.

E   30   Réunion anomale des deux premières côtes.

E   31   Scapulum sur lequel on constate le déve-
         loppement très-marqué d'une échancrure
         et d'une épine répondant homologique-
         ment à l'échancrure et à l'épine sciati-
         tiques de l'os iliaque.   FOLTZ

E   32   Cavité coronoïde et cavité olécrânienne de
         l'humérus communiquant par une perfo-
         ration de la lame intermédiaire.

E   33   Cavité coronoïde et cavité oléocrânienne de
         l'humérus communiquant par une perfo-
         ration de la lame intermédiaire.

E   34   Articulation phalangienne dont la dis-
         position rappelle l'articulation fé-
         moro-tibiale.   BOUCHACOURT

                    ANOMALIES MUSCULAIRES.

E   35   Petit pectoral s'insérant à l'humérus,
         en dedans de la grosse tubérosité.   REVERCHON

E   36   Biceps brachial avec un troisième chef
         venant de l'humérus, des deux côtés.   BOCHUD

E   37   Biceps huméral avec un troisième chef
         venant de l'humérus.   FOLTZ

E 38   Anomalies multiples des muscles de la
        main droite : 1° le court abducteur
        du pouce reçoit un tendon du long
        abducteur; 2° deux abducteurs du
        petit doigt : l'un d'eux présente un
        faisceau naissant de l'aponévrose
        anti-brachiale ; 3° le quatrième lom-
        brical est bifurqué pour se rendre à
        l'annulaire et au petit doigt. Prép.
        p. M.   LÉPINE

E 39   Le tendon que le long fléchisseur du
        gros orteil envoie au long fléchisseur
        commun se partage en trois fais-
        ceaux distincts pour le deuxième, le
        troisième et le quatrième orteil ; le
        long fléchisseur du gros orteil reçoit
        un faisceau tendineux du long flé-
        chisseur commun. Prép. p. M.   FOLTZ

E 40   Faisceau musculaire naissant de la face
        dorsale de l'extrémité postérieure
        des deuxième et troisième métatar-
        siens et se terminant, sur la tête du
        troisième métatarsien, à la capsule
        articulaire.   FOLTZ

ANOMALIES ARTÉRIELLES.

E 41   Absence du tronc brachio-céphalique ;
        les artères carotides et les sous-cla-

vières naissent toutes les quatre directement de l'aorte. L'artère mésentérique supérieure naît d'un tronc commun avec le trépied cœliaque. Prép. p. M.   BROALLIER

E 42 Absence du tronc brachio-céphalique, les artères carotide et sous-clavière droites naissant comme les gauches directement de l'aorte. Prép. p. M.   CHAUVIN

E 43 L'artère du nerf médian gagne la paume de la main et concourt avec une branche de la radiale à former les collatérales externe de l'index et interne du pouce. Prép. p. M.   FOLTZ

E 44 Artères du pied dont une disposition anomale rappelle l'arcade palmaire superficielle. Prép. p. M.   FOLTZ

ANOMALIES DIVERSES.

E 45 Inversion splanchnique, sur une femme morte d'apoplexie à 80 ans. 1859. Prép. p. M.   FOLTZ

E 46 Bec-de-lièvre compliqué de fissure de la voûte palatine.   DEVAY

E 47 Bec-de-lièvre compliqué de fissure de la voûte palatine. 1855.   BOUCHACOURT

E 48 Fissure buccale, absence de la voûte palatine.

INDICES			DON. P. MM.
E	49	Bec-de-lièvre double et large fissure de la voûte palatine; os intermaxillaires.	BOUCHACOURT
E	50	Dent canine gauche non sortie et déviée derrière les incisives.	CHAUVIN
E	51	Diverticulum occupant le milieu de l'intestin grêle chez un homme de 25 ans. 1861.	GAYET
E	52	Diverticulum de l'intestin grêle.	FONTAN
E	53	Diverticulum de l'intestin grêle. 1864.	FONTAN
E	54	11 côtes gauches, 13 droites, chez un chat; 2 demi-vertèbres de moins à gauche qu'à droite.	
E	55	Squelette de fœtus avec spina-bifida des régions lombaire et sacrée. 1857. Prép. p. M.	FOLTZ
E	56	Squelette de fœtus affecté d'hydrocéphale congénitale et de spina-bifida. Prép. p. M.	FOLTZ
E	57	Extrophie de vessie.	
E	58	Division congénitale du pouce droit, chez un individu sexdigitaire. 1863.	FONTAN
E	59	Main sexdigitaire; la place du pouce est occupée par deux doigts dont l'un a trois phalanges (plâtre).	DELORE
E	60	Syndactylie avec un doigt surnuméraire à chaque main (note aux archives).	LÉPINE

INDICES   DON. P. M.

E 61   Pied sexdigitaire par division du petit orteil en deux.   BOUCHACOURT

E 62   Pied gauche sexdigitaire ; le petit orteil, bifide et formé par la coalescence de deux doigts n'a que deux phalanges très-larges, la première constituée par quatre phalanges soudées, la seconde par deux phalanges.   FOLTZ

E 63   Squelette d'un pied-bot varus.   BONNET

E 64   Pied-bot varus gauche chez un enfant (plâtre).   BONNET

E 65   Pied-bot précédent redressé (plâtre).   BONNET

E 66   Pied-bot varus droit (plâtre).   BONNET

E 67   Pied-bot varus gauche, avec quatre orteils, même sujet que le précédent (plâtre).   BONNET

E 68   Pied-bot varus droit (plâtre).   BONNET

E 69   Pied-bot varus gauche, même sujet (plâtre).   BONNET

E 70   Pied-bot varus droit (plâtre).   BONNET

E 71   Pied-bot varus droit (plâtre).   BONNET

E 72   Pied-bot varus gauche, même sujet (plâtre).   BONNET

E 73   Pied-bot varus droit (plâtre).   BONNET

E 74   Pied-bot varus droit (plâtre).   BONNET

E 75   Pied-bot varus droit (plâtre).   BONNET

E 76   Pied-bot varus droit (plâtre).   BONNET

E 77   Pied-bot varus gauche (plâtre).   BONNET

E 78   Pied-bot varus gauche (plâtre).   BONNET

INDICES   DON. P. MM.

E 79 Pied-bot varus droit, chez un adulte
      (plâtre).   BONNET

E 80 Pied-bot varus gauche, même sujet
      (plâtre).   BONNET

E 81 Pied-bot valgus, sexdigitaire (plâtre).   BONNET

E 82 Pied-bot équin droit (plâtre).   BONNET

E 83 Pied-bot équin droit (plâtre).   BONNET

E 84 Absence des cavités de l'oreille gau-
      che, de l'apophyse zygomatique et
      de la branche gauche de la mâchoire
      inférieure.   BOUCHACOURT

E 85 Conduit lacrymal supérieur double.   FOLTZ

E 86 Développement considérable des sinus
      frontaux chez un aliéné (note aux
      archives).   CHAMBARD

E 87 Absence de matrice; un seul rein.

E 88 Matrice bicorne; la corne gauche s'ou-
      vre dans un vagin complet, la droite
      dans un cul-de-sac. Prép. p. M.
                          GILLEBERT D'HERCOURT

E 89 Utérus double; un ovaire, une trompe
      et un ligament rond pour chaque.
      (*Gaz. méd. Ly.* 1er décembre 1863).
      Prép. p. M.   HORAND

E 90 Vagin double par cloisonnement.

E 91 Placenta en raquette.   FOLTZ

E 92 Placenta en raquette.

E 93 Cordon inséré sur le bord du pla-
      centa.   BOUCHACOURT

INDICES   DON. P. MM.

E 94   Cordon implanté sur le bord du pla-
        centa.

E 95   Placenta et cordon volumineux. Dia-
        mètre du placenta : 38 centim. L'en-
        fant pesait 10 k. 500 gr   BOUCHACOURT

E 96   Nœud du cordon ombilical.   LERICHE

F 97   Œuf de poule en forme de calebasse.

E 98   Coquille d'œuf de poule, de forme al-
        longée, et qui contenait deux jaunes.

MONSTRES SIMPLES.

E   99 Hémimèle (bras droit).

E 100 Hémimélie compliquée de spina-bi-
        fi 'a.   BOUCHACOURT

E 101 Ectromèle abdominal gauche ; hémi-
        mèle abdominal droit. 1810.   BONARDELLE

E 102 Agénosome.

E 103 Agénosome avec spina-bifida. 1790.

                            SILVY, DE GRENOBLE

E 104 Notencéphale, compliqué d'exomphale,
        de torsion des membres abdominaux
        et à une seule narine. 1798. SILVY, DE GRENOBLE

E 105 Aspalosome. Prép. p. M.   DELORE

E 106 Squelette de notencéphale, avec spina-
        bifida cervical.

E 107 Notencéphale.   BARRIER

E 108 Proencéphale compliqué de bec-de-
        lièvre, d'hémimélie bis-abdominale

INDICES   DON P. MM.

        et d'une excroissance à l'épaule. Ce
        monstre provient d'un mariage con-
        sanguin entre cousins.   GUBIAN

E 109   Exencéphale.   FOLTZ

E 110   Nosencéphale.

E 111   Nosencéphale.

E 112   Thlipsencéphale.   BONNARIC

E 113   Pseudencéphale.

E 114   Pseudencéphale.   SILVY, DE GRENOBLE

E 115   Anencéphale.   BOUCHACOURT

E 116   Anencéphale.   PICARD

E 117   Cyclocéphale.

E 118   Stomocéphale.

E 119   Triocéphale (chat).   FOLTZ

MONSTRES DOUBLES.

E 120   Ectopage (bi-femelle). 1810.   M.-A. PETIT

E 121   Thoradelphe (chat).

E 122   Thoradelphe (poulet).   FAIVRE

E 123   Iniodyme (veau).

E 124   Opodyme compliqué de pseudencé-
        phale (chat).   FOLTZ

E 125   Inclusion sous-cutanée d'une tumeur
        fœtale. Ablation par M.   BOUCHACOURT

ANATOMIE PATHOLOGIQUE.

—

MALADIES DES OS.

—

FRACTURES.

INDICES			DON. P. NM.
F	1	Fracture du crâne avec enfoncement, par une chute.	
F	2	Fracture du crâne, par chute d'un quatrième étage.	CHAUVIN
F	3	Fracture du crâne ; trépanation.	
F	4	Fracture très-étendue de la voûte du crâne, par chute de cheval ; consolidation.	
F	5	Fracture de la base du crâne avec enfoncement de la voûte, produite par un coup de trident ; mort au bout de douze heures environ. (Obs. aux archives).	FONTAN
F	6	Fracture consolidée des os propres du nez et des apophyses montantes des maxillaires supérieurs.	
F	7	Fracture du scapulum, par une chute.	
F	8	Fracture incomplète de la clavicule, suite d'une chute.	DELORE
F .	9	Fracture consolidée de l'humérus.	

INDICES   DON. P. MM.

F 10   Fracture en esquilles non consolidée
        de l'humérus.

F 11   Fracture de l'humérus avec fausse ar-
        ticulation, par une balle restée dans
        l'un des fragments.   FONTAN

F 12   Fracture de l'humérus vicieusement
        consolidée chez un enfant âgé d'en-
        viron un an.   BOUCHACOURT

F 13   Fracture de l'humérus chez un enfant
        âgé d'environ deux ans.   BOUCHACOURT

F 14   Fracture du cubitus avec consolida-
        tion vicieuse.   PÉTREQUIN

F 15   Fracture consolidée du radius.   LERICHE

F 16   Fracture du col du fémur.

F 17   Fracture intra-capsulaire du col du
        fémur, produite artificiellement sur
        le cadavre.   BONNET

F 18   Fracture extra-capsulaire du col du
        fémur.   BONNET

F 19   Consolidation d'une fracture du col à
        sa base dans la région trochanté-
        rienne.   PÉTREQUIN

F 20   Ancienne fracture probable du col du
        fémur ; ostéite.   BONNET

F 21   Fracture en esquilles de la partie su-
        périeure du fémur.

F 22   Fracture du fémur droit ; nécrose con-
        sécutive ; cette pièce montre jusqu'à
        l'évidence la manière dont s'épan-

INDICES   DON. P MM.

che le suc osseux dans la fracture.
1789.   BUYTOUZAC

F 23   Fracture consolidée du fémur.   PÉTREQUIN

F 24   Fracture consolidée du fémur.

F 25   Fracture vicieusement consolidée du
       fémur.

F 26   Fracture vicieusement consolidée du
       fémur.

F 27   Fracture vicieusement consolidée du
       fémur.

F 28   Fracture du fémur vicieusement con-
       solidée.

F 29   Fracture du fémur vicieusement con-
       solidée.

F 30   Fracture vicieusement consolidée du
       fémur.

F 31   Fracture en esquilles du fémur en voie
       de réparation.   PÉTREQUIN

F 32   Fracture en esquilles du fémur dont la
       réparation est achevée.   PÉTREQUIN

F 33   Fracture longitudinale du fémur; 26
       centimètres de longueur (pièce rare). PÉTREQUIN

F 34   Fracture du fémur chez un enfant âgé
       d'environ 2 ans.   BOUCHACOURT

F 35   Fracture du fémur, avec destruction
       de la substance osseuse par une tu-
       meur médullaire.

F 36   Ostéite, carie et fracture incomplète
       du fémur.   BONNET

INDICES   DON. P. MM

F 37   Fracture en esquilles récente du tibia.

F 38   Fracture de jambe consolidée.

F 39   Fracture des condyles du tibia, suin-
       tement manifeste du suc osseux
       (ostéophytes volumineux). 1789.

F 40   Fracture de jambe non réunie ; fausse
       articulation. 1797.

F 41   Fracture de jambe non réunie ; ostéite.

F 42   Fracture du tibia vicieusement conso-
       lidée ; réunion des deux fragments
       entre eux et avec le péroné.

F 43   Fracture du tibia dont le cal s'est soudé
       au péroné.

F 44   Fracture vicieusement consolidée du
       tibia.

F 45   Fracture du tibia chez un sujet rachi-
       tique ; fausse articulation.

F 46   Fracture consolidée du deuxième mé-
       tatarsien droit.

OSTÉITES, PÉRIOSTÉITES ET MÉDULLITES.

F 47   Ostéite avec ostéophytes du scapulum.

F 48   Ostéite et carie de la clavicule droite.   BONNET

F 49   Ostéite et carie du poignet.

F 50   Ostéite raréfiante du fémur.

F 51   Ostéite raréfiante du fémur.   PÉTREQUIN

F 52   Ostéite raréfiante du fémur au premier
       degré.   PÉTREQUIN

INDICES   DON. P. MM.

F 53 Ostéite raréfiante du fémur au dernier degré.   PÉTREQUIN

F 54 Ostéite avec destruction de la tête du fémur.   BONNET

F 55 Ostéite de la rotule.

F 56 Ostéite raréfiante du tibia.   PÉTREQUIN

F 57 Ostéite raréfiante et carie du tibia.

F 58 Ostéite du tibia compliquant un cas d'ergotisme gangréneux.   PÉTREQUIN

F 59 Ostéite et carie des condyles du fémur et du tibia.

F 60 Ostéite et carie de l'extrémité supérieure du tibia.

F 61 Ostéite du péroné.

F 62 Ostéite raréfiante des os du pied et de la main.   DEVAY

F 63 Ostéite et carie des os du pied.   DUPLANT

F 64 Radius devenu squirreux (ostéite condensante) par la guérison d'une nécrose. 1789.   BUYTOUZAC

F 65 Ostéite condensante du fémur.

F 66 Ostéite condensante et ostéophyte du fémur.   PÉTREQUIN

F 67 Hypérostose et ostéite condensante du fémur.

F 68 Etat squirreux (ostéite condensante) du tibia à la suite d'une nécrose que la nature a guérie. 1796.

F 69 Tibia devenu squirreux (ostéite con-

INDICES   DON. P. MM.

densante) par la guérison d'une né-
crose. 1789.   BUYTOUZAC

F 70 Tibia devenu squirreux (ostéite condensante) après la guérison d'une nécrose par exfoliation partielle.   BUYTOUZAC

F 71 Tibia et péroné devenus squirreux (ostéite condensante) après la guérison
d'une nécrose par exfoliation interne.   BUYTOUZAC

F 72 Déformation avec ostéite condensante
de la tête du fémur.

F 73 Ostéite hypertrophique de la tête du
fémur.

F 74 Ostéo-périostéite de la clavicule droite.

F 75 Périostéite circonscrite et périostéo-
phyte du fémur.   PÉTREQUIN

F 76 Périostéite circonscrite du cubitus.   PÉTREQUIN

F 77 Périostéite et périostéophytes du péroné.

F 78 Médullite perforante du fémur.   PÉTREQUIN

F 79 Ostéo-myélite suppurée et perforante
du fémur.   PÉTREQUIN

CARIES.

F 80 Carie perforante du crâne.
F 81 Carie de la voûte du crâne.
F 82 Carie de la voûte du crâne.
F 83 Carie perforante de la voûte du crâne.
F 84 Carie perforante de la voûte du crâne.

F 85 Caric cicatrisée avec perforation du crâne.

F 86 Caric du sphénoïde.

F 87 Caric des faces extérieures et intérieures des os du crâne, de ceux de la face et de la mâchoire inférieure, suite d'un état fongueux de la dure-mère, avec hydropisie du cerveau et fongus dans l'orbite. 1794.   M.-A. Petit

G 88 Caric scrofuleuse superficielle de l'os malaire, chez une fille de 9 ans, morte phthisique.   Duplant

F 89 Caric de l'atlas et de l'axis.

F 90 Caric de l'atlas et de l'axis.

F 91 Caric vertébrale ; caric de la quatrième côte droite.

F 92 Caric de l'humérus.   Berne

F 93 Caric d'une phalange ; amputation. Bouchacourt

F 94 Caric du cotyle, de l'ischion et du pubis.

F 95 Caric et ostéophytes du fémur.

F 96 Caric et ostéophytes du fémur.

F 97 Ostéite et caric de l'extrémité inférieure du fémur.   Bonnet

F 98 Caric de la rotule.

F 99 Hypérostose et caric syphilitiques du tibia.   Pétrequin

F 100 Caric de la tête du tibia.   Bonnet

F 101 Caric de la tête du tibia.   Bonnet

INDICES			DON. P. MM.
F	102	Destruction du tibia par la carie.	PÉTREQUIN
F	103	Carie et ostéophytes du tibia.	BONNET
F	104	Carie et ostéophytes de l'extrémité inférieure du tibia.	
F	105	Carie du péroné et du tibia.	
F	106	Ostéite et carie des os du pied.	

NÉCROSES.

F	107	Nécrose par exfoliation externe de toute l'épaisseur du coronal.	
F	108	Nécrose par exfoliation externe d'une lame mince du coronal.	M.-A. PETIT
F	109	Séquestre d'une portion du maxillaire supérieur.	
F	110	Nécrose de la portion incisive des maxillaires supérieurs.	
F	111	Nécrose de la portion moyenne du maxillaire inférieur.	
F	112	Nécrose du maxillaire inférieur chez un enfant de 6 ans, mort d'une gangrène de la bouche.	DUPLANT
F	113	Séquestres multiples de la mâchoire inférieure.	
F	114	Nécrose d'une branche du maxillaire inférieur.	
F	115	Séquestre du sternum.	
F	116	Nécrose de l'humérus, suite de fracture.	DUPLANT

INDICES   DON. P. MM.

F 117 Nécrose par exfoliation interne, au
        centre d'un humérus. 1790.

F 118 Nécrose de l'humérus; séquestre in-
        vaginé.   BONNET

F 119 Carie et nécrose de l'humérus.   PÉTREQUIN

F 120 Humérus en état de réparation par le
        périoste après une nécrose inva-
        ginée.   PÉTREQUIN

F 121 Séquestre de l'humérus.   DELORE

F 122 Séquestres, presque total du radius
        et partiel du cubitus. (Note aux ar-
        chives.)   GILLEBERT D'HERCOURT

F 123 Nécrose du fémur.

F 124 Nécrose par exfoliation des lames pro-
        fondes d'une partie du corps du fé-
        mur. 1789.   BUYTOUZAC

F 125 Nécrose du fémur.

F 126 Nécrose du fémur.

F 127 Nécrose du fémur.

F 128 Nécrose du fémur.

F 129 Nécrose du tibia et du fémur qui s'est
        fracturé. (Obs. aux archives).   DUPLANT

F 130 Carie et nécrose du fémur.

F 131 Séquestre du fémur.   BONNET

F 132 Nécrose par exfoliation interne de
        l'extrémité inférieure du tibia gau-
        che. 1792.

F 133 Nécrose du tibia avec régénération
        presque complète du corps de l'os;

INDICES   DON. P. MM.

le séquestre est encore incarcéré.
1796.   DAUSSE

F 134   Nécrose par exfoliation qui nécessita
        l'amputation de la jambe.

F 135   Nécrose par exfoliation interne dans le
        centre d'un tibia gauche. 1792.

F 136   Tibia dans lequel une nécrose par exfo-
        liation interne donna lieu à un dépôt
        dans le cylindre de l'os qui fit périr
        le malade. 1797.

F 137   Ostéite, nécrose et carie probablement
        syphilitiques du tibia.   PÉTREQUIN

F 138   Nécrose du tibia.   BOUCHACOURT

F 139   Nécrose du tibia.   BONNET

F 140   Nécrose du tibia.

F 141   Nécrose du tibia compliquant un cas
        d'ergotisme gangréneux.   PÉTREQUIN

F 142   Nécrose et carie du tibia.   BERNE

F 143   Ostéite et nécrose du tibia.   PÉTREQUIN

F 144   Nécrose du tibia ; séquestre invaginé.   BONNET

F 145   Nécrose par exfoliation externe d'une
        lame mince du tibia.

F 146   Nécrose par exfoliation externe d'une
        lame mince du tibia. 1795.   M.-A. PETIT

F 147   Nécrose par exfoliation externe d'une
        lame mince du tibia.

F 148   Nécrose par exfoliation externe d'une
        lame du tibia.   M.-A. PETIT

F 149   Nécrose d'une lame superficielle du
        tibia.   M.-A. PETIT

INDICES   DÉSIGN. P. MM.

F 150   Séquestre du tibia.
F 151   Séquestre du tibia.
F 152   Séquestre du tibia.
F 153   Séquestre du tibia.
F 154   Séquestre du tibia.
F 155   Séquestre du tibia.
F 156   Séquestre du tibia.
F 157   Séquestre du tibia.
F 158   Séquestre du tibia.
F 159   Séquestre du tibia.
F 160   Séquestre du tibia, suite d'un coup de
         pied de cheval; extrait par M. Va-
         lette.   JACQUEMET
F 161   Séquestres du tibia et du péroné.
F 162   Nécrose du tibia, tumeur blanche de
         genou chez un enfant de 13 ans,
         mort d'épuisement.   DUPLANT
F 163   Tibia entièrement nécrosé.   BOUCHACOURT
F 164   Séquestre du tibia.   CHRISTÔT
F 165   Séquestre par exfoliation interne uni
         à la pièce d'os (tibia probablement)
         qu'il a fallu enlever pour le décou-
         vrir. 1797.
F 166   Nécrose de la malléole externe, suite
         de fracture.
F 167   Séquestre de l'astragale.
F 168   Séquestre de l'astragale.

EXOSTOSES, HYPÉROSTOSES, PÉRIOSTOSES, OSTÉOPHYTES.

INDICES   DON. P. MM.

F 169   Exostose du frontal.

F 170   Exostose éburnée de la table externe du crâne, au-dessus de l'apophyse mastoïde.

F 171   Exostose spongieuse du crâne, rappelant par sa forme, sa structure et son siége, celle que M. Denonvilliers a décrite dans le Muséum anatomique, sous le n° 331, comme ayant appartenu à un enfant teigneux.

F 172   Ostéo-périostose du maxillaire inférieur.   PÉTREQUIN

F 173   Kyste osseux développé dans la branche du maxillaire inférieur, et contenant la dernière dent molaire cariée. 1790.

F 174   Ossification partielle du périoste des cartilages costaux, sans ankylose chondro-sternale.

F 175   Exostose de l'extrémité supérieure de l'humérus.

F 176   Ostéophytes de la tête de l'humérus.

F 177   Hypérostose du radius.   PÉTREQUIN

F 173   Exostoses des doigts, chez un phthisique.   DEVAY

INDICES   DON. P. MM.

F 179   Ostéophytes énormes des cavités coty-
         loïdes, suite de tumeurs blanches.
F 180   Exostose du fémur.
F 181   Exostose celluleuse du fémur.   BONNET
F 182   Exostose celluleuse du fémur.
F 183   Hypérostose éburnée du fémur.   PÉTREQUIN
F 184   Ostéophytes de la tête et du col du
         fémur.   BONNET
F 185   Exostose périostique et médullaire avec
         destruction d'une partie du fémur.
F 186   Ostéophytes de la ligne âpre du fémur.
F 187   Ostéophytes de la rotule.
F 188   Ostéophyte diffus du tibia, par périos-
         téite.
F 189   Exostose spongieuse du tibia.   PÉTREQUIN
F 190   Exostose du tibia.
F 191   Exostose du tibia; soudure de la tête
         du péroné au tibia.
F 192   Hypérostose annulaire du tibia, suite
         d'ostéite.   PÉTREQUIN
F 193   Hypérostose avec état graisseux des
         deux tibias.
F 194   Périostéophytes du tibia; ulcère de la
         jambe. (Obs. aux archives.)   DUPLANT
F 195   Ostéophytes diffus du péroné, suite de
         périostéite.
F 196   Exostose et ostéophytes du péroné.
F 197   Exostose et ostéophytes du péroné.
F 198   Exostose de la dernière phalange du
         gros orteil.   BOUCHACOURT

OSTÉOSARCOMES, SPINA VENTOSA, TUMEURS OSSEUSES DIVERSES.

INDICES   DON. P. MM.

F 199   Tumeur fongueuse du crâne implantée sur la dure-mère, chez un enfant de 4 ou 5 ans.   BONNET

F 200   Cancer de l'œil ayant envahi les os de la face et du crâne. 1860.   PÉTREQUIN

F 201   Cancer du sinus maxillaire et de la face.   PÉTREQUIN

F 202   Cancer ayant détruit presque tous les os de la face. 1796.   ROUFFIAC

F 203   Tumeur spongieuse (cancer des os), suite d'un coup de tête de cheval, formée de la propre substance des os de la pommette et du nez, etc. 1794.   M.-A. PETIT

F 204   Désordres produits sur tous les os de la face par un polype du sinus maxillaire enlevé par l'opération. 1794.   M.-A. PETIT

F 205   Fungus de la membrane médullaire avec perforation du fémur.   PÉTREQUIN

F 206   Tumeur cancéreuse du tibia. 1861. BOUCHACOURT

F 207   Raréfaction du tissu osseux (os du pied) chez un cancéreux.   MARMY

F 208   Tumeur ostéocancéreuse.   BOUCHACOURT

INDICES			DON. P. M"
F	209	Spina ventosa de la mâchoire infé-rieure. 1798.	JOANON
F	210	Spina ventosa de l'extrémité inférieure du cubitus droit.	DELORE
F	211	Spina ventosa du tibia.	BONNET
F	212	Spina ventosa de la partie supérieure du tibia et du péroné gauches. 1793.	BUYTOUZAC
F	213	Spinosa ventosa ou plutôt espèce d'exostose de la tête du tibia, porté pendant 12 ans. 1797.	M.-A. PETIT
F	214	Tumeur formée de concrétions ossiformes.	

RACHITISME, CARIE, TUBERCULES ET AFFECTIONS DIVERSES DE LA COLONNE VERTÉBRALE.

F	215	Squelette d'une femme rachitique de 50 ans qui se faisait passer pour naine et sorcière. 1854.	FOLTZ
F	216	Squelette de fœtus rachitique.	SOCQUET
F	217	Rachitisme avec courbures latérales de la colonne vertébrale (scoliose).	BONNET
F	218	Cyphose et scoliose par rachitisme.	FOLTZ
F	219	Portion de crâne à parois très-épaisses provenant d'une femme rachitique âgée de 36 ans.	

INDICES   DON. P. MM.

F 220   Humérus atteint de rachitisme.

F 221   Humérus atteint de rachitisme.

F 222   Fémur rachitique.

F 223   Fémur rachitique.

F 224   Tibia et péroné rachitiques.

F 225   Tibia et péroné rachitiques.

F 226   Moule de la jambe gauche d'un enfant
     rachitique.

F 227   Cyphose avec synostose complète de la
     colonne vertébrale.   COLLOMB

F 228   Cyphose et scoliose.   FOLTZ

F 229   Scoliose avec soudure des vertèbres.

F 230   Maladie de Pott, tubercule enkysté du
     corps des vertèbres.   BOUCHACOURT

F 231   Carie vertébrale, cyphose anguleuse.   DELORE

F 232   Carie vertébrale, tubercules des os.   NICHET

F 233   Carie des vertèbres lombaires, gibbo-
     sité latérale, mal de Pott. 1795.   M.-A. PETIT

F 234   Carie vertébrale, gibbosité.

F 235   Carie des vertèbres lombaires à leur
     partie postérieure. 1796.   M.-A. PETIT

F 236   Carie vertébrale, gibbosité.   M.-A. PETIT

F 237   Carie vertébrale, gibbosité.

F 238   Gibbosité; carie et soudure de plusieurs
     vertèbres dorsales et lombaires.

F 239   Synostose de trois vertèbres dorsales
     par un ostéophyte mamelonné.

F 240   Carie et soudure de plusieurs vertè-
     bres dorsales; gibbosité.

INDICES   DON. P. MM.

F 241 Carie, écrasement et soudure de plu-
          sieurs vertèbres dorsales et lom-
          baires.

ATROPHIE, FRAGILITÉ DES OS.

F 242 Amincissement parcheminé des maxil-
          laires supérieurs chez un vieillard.   DELORE
F 243 Péroné grêle et atrophié.
F 244 Diverses portions d'os des membres
          d'une femme qui avait tous les os
          ramollis et qui se les cassait comme
          du verre. 1793.   M.-A. PETIT

BASSINS VICIÉS.

F 245 Bassin large de femme.
F 246 Bassin large et régulier.
F 247 Bassin large transversalement.   BOUCHACOURT
F 248 Bassin large transversalement.   NICHET
F 249 Bassin large transversalement.   NICHET
F 250 Bassin de femme très-large; luxation
          coxo-fémorale congénitale double.
F 251 Bassin étroit et régulier.   NICHET
F 252 Bassin régulier et légèrement étroit;
          sacrum formé par six vertèbres.
F 253 Bassin légèrement étroit dans tous ses

INDICES   DON. P. MM.

            diamètres; sacrum presque droit, à
            six vertèbres.

F 254 Bassin étroit et régulier; la dernière
            vertèbre lombaire est soudée au
            sacrum par sa masse latérale droite.

F 255 Bassin étroit et régulier.   NICHET

F 256 Bassin étroit et régulier.

F 257 Bassin étroit et régulier.

F 258 Bassin étroit et régulier.

F 259 Etroitesse absolue du bassin ayant con-
            servé les caractères de l'enfance,
            chez une naine; opération césa-
            rienne. 1858.   VALETTE

F 260 Rétrécissement léger du diamètre sa-
            cro-pubien.

F 261 Rétrécissement surtout antéro-posté-
            rieur du bassin; rachitisme.

F 262 Rétrécissement du détroit supérieur.   NICHET

F 263 Rétrécissement de tous les diamètres;
            courbure prononcée du sacrum.

F 264 Rétrécissement considérable du détroit
            inférieur; sacrum à six vertèbres.

F 265 Rétrécissement antéro-postérieur du
            détroit supérieur, et rétrécissement
            de tous les diamètres du détroit in-
            férieur.

F 266 Rétrécissement antéro-postérieur du
            détroit supérieur; forte courbure du
            sacrum; rachitisme.

INDICES   DON. P. M.

F 267 Rétrécissement antéro-postérieur du
        détroit supérieur : forte courbure du
        sacrum avec projection du promon-
        toire en avant.

F 268 Rétrécissement rachitique du détroit
        supérieur.

F 269 Rétrécissement rachitique en forme de
        cœur des détroits supérieur et infé-
        rieur, ayant nécessité l'opération cé-
        sarienne. (V. *Gaz. Méd. de Lyon*,
        1857.)   BOUCHACOURT

F 270 Rétrécissement cordiforme du bassin,
        par rachitisme.

F 271 Rétrécissement transversal aux détroits
        supérieur et inférieur.

F 272 Rétrécissement antéro-postérieur du
        détroit supérieur; soudure des sym-
        physes sacro-iliaques.

F 273 Rétrécissement antéro-postérieur du
        bassin, par rachitisme.

F 274 Rétrécissement cordiforme du détroit
        supérieur, par rachitisme.

F 275 Rétrécissement cordiforme du bassin,
        par rachitisme.

F 276 Rétrécissement antéro-postérieur du
        bassin, par rachitisme.

F 277 Léger rétrécissement antéro-posté-
        rieur; élargissement transversal,
        surtout au détroit inférieur.

NDICES   DON. P. MM.

F   278   Bassin oblique-ovalaire, avec synos-
          tose de l'articulation sacro-iliaque
          droite. (Voy. *Das Schraeg verengte
          Becken*; par Simon Thomas; Leyde.
          1861.)   NICHET
F   279   Bassin oblique-ovalaire avec synostose
          de l'articulation sacro-iliaque droite.
          1863.   CHRISTOT
F   280   Déformation légère du bassin; rachi-
          tisme de la colonne vertébrale et des
          membres inférieurs; fracture con-
          solidée d'un fémur.
F   281   Déformation considérable du bassin
          avec aplatissement transversal, par
          ostéomalacie.   BOUCHACOURT
F   282   Rupture des symphyses du bassin
          produite sur un cadavre par le for-
          ceps.   BOUCHACOURT

MALADIES DES ARTICULATIONS.

—

LUXATIONS.

F   283   Luxation de l'humérus en avant;
          néarthrose.   BONNET
F   284   Moule en plâtre d'une luxation de l'ex-

INDICES   DON. P. MM.

                   trémité supérieure du radius en arrière.

F 285   Luxation coxo-fémorale en haut et en dehors ; néarthrose.

F 286   Sub-luxation du tibia en arrière.

F 287   Luxation complète des tibias en arrière par suite d'une attitude vicieuse, avec déformation rachitique des os des membres inférieurs.   FOLTZ

F 288   Déviation des orteils, probablement par rétraction.

F 289   Déformation du cotyle droit par luxation congénitale.

F 290   Atrophie de l'extrémité supérieure du fémur, probablement par luxation congénitale.

ARTHROCACES.

F 291   Carie de l'articulation du coude.   BONNET

F 292   Carie et ostéophytes du coude.

F 293   Carie et ostéophytes du coude.

F 294   Carie avec perforation de l'articulation sacro-iliaque.

F 295   Carie avec perforation de l'articulation coxo-fémorale.   DUPLANT

F 296   Ostéite, carie et déformation de l'articulation coxo-fémorale.   BONNET

F 297   Carie de la cavité cotyloïde.   BONNET

INDICES   DON. P. MM.

F 298   Carie de la cavité cotyloïde.   BONNET

F 299   Carie du fémur, suite de tumeur blan-
        che.   DUPLANT

F 300   Carie de l'articulation coxo-fémorale
        avec perforation de la cavité cotyloïde.

F 301   Carie de l'articulation coxo-fémorale
        gauche avec perforation du cotyle.

F 302   Ostéite avec déformation de la tête du
        fémur. 1862.   DELORE

F 303   Carie avec ostéophytes des articula-
        tions coxo-fémorales.

F 304   Carie de l'articulation coxo-fémorale.

F 305   Carie avec perforation de l'articulation
        coxo-fémorale.

F 306   Carie de la tête du fémur, ostéophytes
        du col.

F 307   Destruction de la tête du fémur, carie
        et ostéophytes.   BONNET

F 308   Destruction par carie de la tête du
        fémur.

F 309   Destruction par carie de la tête du
        fémur.

F 310   Carie des condyles du fémur.

F 311   Carie des condyles du fémur, destruc-
        tion des cartilages.   BONNET

F 312   Carie de l'articulation du genou gau-
        che.   BONNET

F 313   Tumeur blanche du genou avec carie,
        chez une jeune enfant.   BOUCHACOURT

INDICES   DON. P. MM.

F 314   Tumeur blanche du genou avec tubercules des os, chez un enfant.   BOUCHACOURT

F 315   Tumeur blanche du genou ; sub-luxation du tibia en arrière.

F 316   Ostéite, carie et ostéophytes du genou

SYNOSTOSES.

F 317   Synostose de l'axis et de la troisième vertèbre cervicale.

F 318   Soudure de l'axis et de la troisième vertèbre cervicale.   BONNET

F 319   Ankylose parfaite du coude droit à la suite d'une carie scrofuleuse. 1796.   VIRICEL

F 320   Ankylose complète du coude. 1791.

F 321   Ankylose fausse du coude ; déformation des surfaces articulaires probablement par luxation incomplète de l'avant-bras en dedans.

F 322   Soudure des os du carpe, suite de tumeur blanche. 1863.   FONTAN

F 323   Ossification des symphyses sacro-iliaques. 1859.

F 324   Ankylose complète de la hanche.   M.-A. PETIT

F 325   Ankylose complète de la hanche.   M.-A. PETIT

F 326   Ankylose complète de la hanche droite.   BONNET

F 327   Ankylose vraie de l'articulation coxo-fémorale.   BONNET

INDICES   DON. P. MM.

F 328   Ankylose complète de l'articulation coxo-fémorale.   BONNET

F 329   Synostose coxo-fémorale, ostéite, carie, ostéophytes.

F 330   Ankylose complète de la hanche.   BONNET

F 331   Ankylose incomplète du genou, déformation des condyles; sub-luxation en arrière du tibia.

F 332   Ankylose complète du genou avec ostéite raréfiante.

F 333   Ankylose tibio-tarsienne avec nécrose du tibia.   DUPLANT

F 334   Corps étrangers trouvés dans l'articulation du coude où ils étaient complètement libres, chez un homme de 40 ans. L'autre coude en contenait aussi. 1859.

HYDROCÉPHALES.

F 335   Squelette d'un enfant de quatre ou cinq ans hydrocéphale.   DESGRANGES

F 336   Hydrocéphale dont la tête est très-aplatie d'avant en arrière et très-large transversalement.

F 337   Tête d'un enfant hydrocéphale à qui on enleva un os Wormien pour évacuer l'eau du cerveau par une ponction faite à la dure-mère. Il ne survé-

INDICES   DON. P. MM.

            eut que quelques jours. 1794.   M.-A. Petit

F   338   Squelette d'un enfant hydrocéphale
            âgé de 32 mois. 1798.   Canonge

F   339   Tête de fœtus à terme hydrocéphale.

F   340   Fœtus à terme hydrocéphale.

F   341   Quelques os de la tête d'un enfant
            hydrocéphale mort-né.   Bouchacourt

ÉTATS DIVERS DES OS.

F   342   Cicatrice d'un fémur amputé.

F   343   Atrophie de l'extrémité du tibia, après
            amputation.

F   344   Tête de fœtus à terme écrasé par le
            céphalotribe.

MALADIES DES APPAREILS DIGESTIF, CIRCULATOIRE, GÉNITO-URINAIRE, NERVEUX, ETC.

MALADIES DES ORGANES DIGESTIFS.

INDICES   DON. P. VM.

G 1 Hernie inguinale droite étranglée ; ré-
      duction de l'intestin dans les parois
      abdominales ; on voit un ancien sac
      vide et un nouveau rempli par l'anse
      herniaire. 1863. Prép. p. M.   CHRISTOT

G 2 Ulcérations typhoïdes des plaques de
      Peyer en voie de cicatrisation.   DEVAY

G 3 Ostéide à l'extrémité de l'appendice
      cœcale.   MARTIN JEUNE.

G 4 Atrophie d'une rate dont il ne restait,
      pour ainsi dire, que la membrane ex-
      térieure fibreuse, et trouvée collée
      contre la colonne vertébrale (dessin
      par Carswel).   POINTE

MALADIES DU SYSTÈME CIRCULATOIRE.

G 5 Perforation spontanée du cœur, suite
      d'altération graisseuse, chez une fem-
      me aliénée : épanchement de sang
      dans le péricarde, mort. 1863.   LÉPINE

INDICES   DON. P. MM·

G   6   Persistance du trou de Botal. 1856.   DRON

G   7   Caillot trouvé dans le ventricule droit, l'artère pulmonaire et ses branches; mort par asphyxie lente.   CHATELET

G   8   Hydropéricarde énorme; on a pratiqué une ponction exploratrice. 1857.   VERNAY

G   9   Anévrysme de la crosse de l'aorte.

G   10   Anévrysme de la crosse de l'aorte. (Obs. dans *Gaz. Méd. Lyon.* 1855.)   BOSSU

G   11   Anévrysme de la crosse aortique.

G   12   Dilatation de la crosse de l'aorte. 1856.   DRON

G   13   Anévrysme de l'aorte. 1856.   DRON

G   14   Anévrysme de l'aorte abdominale; rupture; hémorrhagie mortelle. 1863.   CHRISTÔT

G   15   Anévrysme de la carotide primitive gauche. 1860.   DELORE

G   16   Anévrysme de la carotide interne gauche.   DELORE

G   17   Anévrysmes des deux artères sous-clavières.   CONCHE

G   18   Anévrysme de l'artère hypogastrique gauche; ouverture de la poche dans le rectum. 1863.   TALICHET

G   19   Anévrysme de l'artère poplitée.   OLLIER

G   20   Désordres produits dans un tibia gauche par un anévrysme de l'artère tibiale postérieure qui nécessita l'amputation de la cuisse chez une jeune fille de 16 ans. 1792.   M.-A. PETIT

INDICES   DON. P. MM.

G 21   Désordres produits par un anévrysme de l'artère tibiale postérieure. 1792.   M.-A. PETIT

G 22   Ossifications de l'aorte. 1856.   DRON

G 23   Ossifications de l'aorte et des artères iliaques.   DUPLANT

G 24   Ossifications des artères du bras. 1859.

G 25   Ossifications de presque toutes les artères de l'économie chez un homme mort de gangrène sénile. (Obs. aux archives.)   DUPLANT

G 26   Jambe amputée pour cause de gangrène spontanée. (Note aux archives.)   BOUCHACHURT

G 27   Pied gauche atteint de gangrène sèche et amputé.

MALADIES DES ORGANES GÉNITO-URINAIRES.

G 28   Polype formé dans la vessie à laquelle il n'adhère que par un pédicule fort étroit. Il en imposa pour une pierre et le malade fut taillé. On n'osa point arracher la tumeur. Le malade guérit; il vécut encore un an et mourut des suites du progrès du polype. 1796.

G 29   Vessie à colonne; calcul enchatonné, lithotritie; catarrhe de vessie, rétention d'urine, mort. 1863.   CHAMBARD

G 30   Tumeur prostatique valvulaire. 1863.   BRON

G 31   Hypertrophie du lobe moyen de la prostate faisant valvule. 1863.   CHARVET

INDICES   DON. P. SIM.

G 32   Hypertrophie lobuleuse de la prostate.

G 33   Rétrécissement infranchissable du canal
de l'urètre; induration fibreuse. 1861.   BRON

G 34   Lobule de la prostate faisant valvule.

G 35   Dessin représentant une verge divisée
en deux dans toute sa longueur chez
un masturbateur qui se servait d'une
baguette. Un fragment de baguette
tombé dans la vessie y avait formé
un calcul.   M.-A. PETIT

G 36   Hydrocèle vaginale du côté droit. 1857.   DUPLANT

G 37   Portion d'épiploon dans une hydrocèle
congénitale.   BOUCHACOURT

G 38   Sarcocèle enlevé par l'opération. L'in-
térieur est presque de consistance
osseuse. 1800.

G 39   Hydronéphrose simple.   MARTIN

G 40   Destruction d'une partie de la substance
du rein remplacée par une sérosité
limpide et abondante (hydronéphrose). Dessiné par Carswell.   POINTE

G 41   Polype fibreux implanté dans le col
utérin; enlevé par M.   PÉTREQUIN

G 42   Polype fibreux implanté dans le col
utérin et enlevé par M.   FOLTZ

G 43   Polype intrà-utérin.

G 44   Tumeur développée dans la paroi postérieure de la matrice.

G 45   Kyste utérin.   RODET

INDICES   DON. P. HM.

G 46 Kyste de l'ovaire droit, dessiné d'après nature, par Carswell d'Edimbourg, en 1824.   POINTE

G 47 Kystes de l'ovaire, dessinés par Carswell.   POINTE

G 48 Kyste pileux de l'ovaire, dessiné par Carswell.   POINTE

G 49 Hydropisie ascite, dépendant d'une dégénérescence organique de l'utérus (probablement kyste de l'ovaire). Dessin. 1841.   POINTE

G 50 Kyste de l'ovaire droit et kyste de l'ovaire gauche enlevés sur la même femme en 1863, par M.   VALETTE

G 51 Kyste de l'ovaire.   CHATIN

G 52 Kyste proligère de l'ovaire contenant un maxillaire supérieur incomplètement organisé et trois dents. 1863.   CHRISTOT

G 53 Grossesse tubaire.   GOUJON

G 54 Grossesse tubaire.

G 55 Grossesse extra-utérine. 1857.   BOUCHACOURT

G 56 Fœtus trouvé dans une poche extra-utérine où il avait séjourné 30 ans. (Obs. dans *Gaz. méd. Paris.* 1831.)   POINTE

G 57 Faux germe ; grossesse présumée de cinq mois ; placenta développé ; arrêt de développement du fœtus.   YGONIN

G 58 Faux-germe ; placenta développé ; embryon très-petit et informe.   YGONIN

G 59 Faux germe de cinq semaines formé du

INDICES   DON. P. MM.

        chorion et de l'amnios dont la cavité
        ne contient pas d'embryon. 1859.   P. Meynet

G 60   Môle.   Leriche

G 61   Placenta avec nodosités fibrineuses,
        suite d'hémorrhagie au cinquième
        mois d'une grossesse qui continua
        jusqu'à terme.   Foltz

G 62   Placenta sorti de l'utérus plus de trois
        mois après une fausse-couche. Il
        avait occasionné des pertes conti-
        nuelles. 1856.   Pernolet

CALCULS.

G 63   Collection de 70 calculs urinaires dis-
        posés dans un cadre.   Bonnet

G 64   Collection de 37 calculs urinaires sciés
        en deux.   Bonnet

G 65   Collection de 69 calculs urinaires, pro-
        venant de la Société de médecine.

G 66   Collection de 68 calculs urinaires.   Glénard

G 67   53 cartons portant plus de 100 calculs
        urinaires provenant des anciens chi-
        rurgiens-majors des hôpitaux et sur-
        tout de Gensoul.   Burin du Buisson

G 68   Calcul énorme opéré par la taille et la
        lithotritie combinées. 1859.   Pétrequin

G 69   Calcul vésical volumineux, ayant pour
        noyau un long passe-lacet en fer, en-

levé par la taille urétro-vestibulaire
et la lithotritie combinées; guérison.
1859.   Pétrequin

G 70 Calcul opéré par la taille et la lithotri-
       tie combinées.   Pétrequin
G 71 Calcul vésical extrait par M.   Rigolaud
G 72 Calculs vésicaux sortis par l'urètre ,
       provenant du chir. Bouchet.   Burin du Buisson
G 73 Calculs vésicaux d'un enfant.
G 74 Calculs extraits par la taille chez divers
       enfants.
G 75 Calculs rendus par l'urètre.
G 76 Calculs engagés dans l'urètre.
G 77 Plusieurs calculs enclavés dans l'urètre
       et extraits.
G 78 Calculs enkystés de la vessie.
G 79 Calculs qui étaient placés dans deux
       loges du bas-fond de la vessie.
                                    Burin du Buisson
G 80 Vésicule biliaire contenant des calculs.
G 81 Calculs de la vésicule biliaire.
G 82 Calculs biliaires.   Duplant
G 83 Calculs biliaires.   Leriche
G 84 Carton portant des calculs biliaires sor-
       tis avec les matières fécales, et des
       calculs biliaires sortis par une fistule
       à l'ombilic.
G 85 Collection de calculs biliaires. 1864.   Fontan
G 86 Concrétions trouvées dans la rate.   Fontan

INDICES   DON. P. MM.

G 87 Concrétion calcaire expectorée par un
       ancien soldat affecté de catarrhe pul-
       monaire chronique et de rhumatisme
       (Phthisie?). L'oppression diminua con-
       sidérablement après l'expectoration
       de cette matière.

G 88 Calculs expectorés par un phthisique.
                                    BURIN DU BUISSON

G 89 Carton portant des calculs salivaires de
       l'homme et du cheval.

G 90 Calcul salivaire provenant d'une vache.
       1861.   DELORE

G 91 Carton portant des calculs vésicaux de
       bœuf, un calcul de porc et des calculs
       vésicaux de cheval.   BURIN DU BUISSON

G 92 Carton portant des calculs de chiens et
       de porcs.

G 93 Calcul intestinal de cheval ou bézoard. GLÉNARD
G 94 Bézoard.
G 95 Bézoard.   BURIN DU BUISSON
G 96 Bézoard.   BURIN DU BUISSON
G 97 Bézoard.   BURIN DU BUISSON
G 98 Egagropiles.   DELORE ET CHAUVEAU
G 99 Egagropile.   BURIN DU BUISSON

ENTOZOAIRES.

G 100 Tœnia rendu après une dose de 4 gram-
        mes d'huile de fougère mâle. 1860.
                                  RICHARD DE NANCY

INDICES   DON. P. MM.

G 101   Tœnia rendu par un adulte, après l'administration de la décoction d'écorce de grenadier.   BOUCHACOURT

G 102   Tœnia rendu après l'administration de la décoction d'écorce de grenadier. BOUCHACOURT

G 103   Tœnia large.   PERNOLET

G 104   Tœnia large.   PERNOLET

G 105   Tœnia de l'homme. 1864.   FONTAN

G 106   Acéphalocystes du foie.   GROMIER

G 107   Cysticerques du bras droit d'un homme de 77 ans, qui en présentait partout. (Obs. dans *Gaz. Méd. Lyon.* 1863.)   BERTHOLUS ET BONHOMME

MALADIES DE LA PEAU.

G 108   Croissance exagérée des ongles des gros orteils.

G 109   Croissance exagérée de l'ongle du gros orteil droit.

G 110   Cors à l'épiderme de la plante du pied. 1859.   DELORE

G 111   Epiderme total de la plante du pied détaché pendant la scarlatine.   DE POMMEROL

G 112   Photographie d'une teigne faveuse. 1862.

G 113   Eléphantiasis de la peau des organes génitaux d'un homme.

G 114   Photographie d'un éléphantiasis énorme de la fesse et du périné. 1861.   BARRIER

INDICES   DON. P. MM.

G 115 Tumeur érectile de la fesse opérée en 1859. (Obs. aux archives.)   PÉTREQUIN

G 116 Albinisme partiel. (Dessin par Rever-chon.)   POINTÉ

G 117 Tumeur hypertrophique énorme du nez. (Dessin avant et après l'opéra-tion.)

MALADIES DU SYSTÈME NERVEUX.

G 118 Ramollissement cérébral; foyer apo-plectique; dessiné par Carswell. 1823.   POINTE

G 119 Tubercules du cerveau.   DESGRANGES

G 120 Tubercules du cerveau, siégeant dans le ventricule gauche, et reposant sur la couche optique et le corps strié.   PÉTREQUIN

G 121 Cerveau d'un enfant hydrocéphale qui contenait plusieurs litres de liquide. 1813

G 122 Névrôme opéré. (Obs. aux archives. 1854.)   PÉTREQUIN

TUMEURS ET LÉSIONS DIVERSES.

G 123 Tumeur carcinomateuse de la région parotidienne, opérée par Gensoul; guérison (cire).   FLORET

G 124 Ossification partielle du larynx et de la trachée-artère; kystes osseux du corps thyroïde. 1860.

INDICES   DON. P. NM.

G 125   Kyste avec concrétions osseuses de la
        glande thyroïde.

G 126   Kyste du corps thyroïde avec concré-
        tions osseuses. (Obs. aux archives.)   LÉPINE

G 127   Hypertrophie du lobe droit de la glande
        thyroïde.

G 128   Portion de poumon cancéreux.   DELORE

G 129   Lipôme de la région sus-claviculaire.
        1861.   DELORE

G 130   Enchondrôme du cou datant de 20 ans
        enlevé à une femme de 55 ans, par
        M. Valette.   LÉTIÉVANT

G 131   Loupe énorme située en arrière de
        l'oreille gauche et tombant jusque
        sur le milieu du dos (dessin).

G 132   Tumeur énorme, probablement encé-
        phaloïde de la partie latérale du cou
        (dessin).

G 133   Tumeur encéphaloïde énorme de la
        cuisse droite (dessin).

G 134   Tumeur du sein pesant 28 livres.
        1799 (dessin).

G 135   Dégénérescence ostéo-fibreuse d'un
        muscle gastro-cnémien. (Obs. aux
        archives.)   CAUTRU

G 136   Ossifications du tissu cellulaire sous-
        cutané de la partie antérieure de la
        jambe chez une femme âgée. 1859.

MUSÉE THIBERT.

<table>
<tr><td>N DE ES</td><td></td><td></td><td>DON. P. MM.</td></tr>
<tr><td>II</td><td>1</td><td>Dégénérescence squirrheuse de la glande mammaire.</td><td></td></tr>
<tr><td>II</td><td>2</td><td>Dégénérescence cancéreuse de la glande mammaire.</td><td></td></tr>
<tr><td>II</td><td>3</td><td>Diverses formes de cancer du sein.</td><td></td></tr>
<tr><td>II</td><td>4</td><td>Vaste lipôme.</td><td></td></tr>
<tr><td>II</td><td>5</td><td>Dégénérescence cancéreuse des ganglions lymphatiques qui avoisinent le sacrum et la région lombaire ; ostéosarcome du sacrum avec altération de la gouttière vertébrale.</td><td></td></tr>
<tr><td>II</td><td>6</td><td>Ostéosarcome du maxillaire inférieur.</td><td></td></tr>
<tr><td>II</td><td>7</td><td>Fracture de l'extrémité inférieure du péroné ; accident grave, amputation.</td><td></td></tr>
<tr><td>II</td><td>8</td><td>N° 1. Ostéosarcome des os de la main.
N° 2. Ostéosarcome du maxillaire supérieur.</td><td></td></tr>
<tr><td>II</td><td>9</td><td>N° 1. Enorme kyste séreux de l'ovaire.
N° 2. Utérus d'une naine qui a subi l'opération césarienne et morte, 17 jours après, du tétanos.</td><td></td></tr>
<tr><td>II</td><td>10</td><td>N° 1 Utérus d'une femme au terme de la grossesse ; rupture du col et d'une partie du corps de l'organe, sous l'influence seule des contractions utérines.</td><td></td></tr>
</table>

INDICES DON. P. MM.

No 2. Matrice double d'une femme morte 17 jours après une fausse couche au 7me mois. Une première grossesse avait eu lieu dans la matrice droite : la seconde avait eu lieu dans la matrice gauche.

H 11 No 1. Matrice d'une femme parvenue au terme de la grossesse, morte deux jours après l'accouchement; grossesse simple.

No 2. Matrice d'une femme parvenue au terme de la grossesse et morte de fièvre puerpérale cinq jours après l'accouchement, dans un cas de grossesse double.

H 12 Matrice d'une femme arrivée à son huitième mois de grossesse et qui a succombé vingt-quatre heures après l'accouchement.

H 13 Matrice d'une femme parvenue au terme de sa grossesse et morte onze jours après l'accouchement.

H 14 Placenta simple en raquette.

H 15 Placenta dans un cas de grossesse double : deux cordons ombilicaux pour un seul lobe.

H 16 Placenta à double cordon : grossesse double.

H 17 Placenta avec ses membranes; énorme

		tumeur carcinomateuse adossée au bord du placenta.
II	18	Injection pointillée de la muqueuse stomacale.
II	19	Inflammation intense de la muqueuse de l'estomac ; empoisonnement par le cyanure de mercure.
II	20	Estomac chez un scorbutique ; large plaque d'une teinte ardoisée dans la région pylorique.
II	21	N° 1. Cancer de l'estomac. N° 2. Hémorrhagie partielle de la muqueuse de l'estomac ; hématémèse.
II	22	Estomac avec un énorme champignon carcinomateux.
II	23	Tumeur cancéreuse de l'estomac naissant de la petite courbure et remplissant toute la cavité de l'organe.
II	24	Cancer du pylore avec de nombreux ganglions mésentériques dégénérés.
II	25	Gonflement et rougeur des plaques de Peyer
II	26	Ulcérations à bords taillés à pic de l'intestin grêle.
II	27	Portion d'intestin grêle près de la valvule iléo-cœcale ; vastes ulcérations avec gonflement et congestion intense de la muqueuse.
II	28	Ulcérations peu profondes de l'intestin

grêle; pustules du gros intestin, par altération des follicules de Brunner.

II 29 Ulcérations des plaques de Peyer à divers degrés.

II 30 Ulcération et perforation de l'intestin grêle; péritonite avec fausses membranes.

II 31 N. 1. Intestin grêle près de la valvule iléo-cœcale; valvules conniventes considérablement développées.

N° 2. Intestin grêle; injection et bourrelets du côté de la séreuse; ulcération allongée dans le sens des valvules du côté de la muqueuse.

II 32 Portion du gros intestin prise dans l'S iliaque, chez un phthisique au 3me degré. Des ulcérations groupées ou disséminées occupent une grande partie de la muqueuse intestinale.

II 33 Gros intestin; toute la muqueuse est sillonnée de petites ulcérations renfermant des caillots sanguins; parois intestinales hypertrophiées; muqueuse congestionnée et couverte de sang noirâtre; dyssenterie chronique.

II 34 Colon transverse; ulcérations entre les valvules; la muqueuse est couleur lie de vin; altération profonde de la texture des tuniques muqueuse et musculaire.

INDICES   DON. P MM.

II 35   Intestin grêle près de la valvule iléo-cœcale, avec une portion du cœcum ; dégénérescence cancéreuse des parois de l'intestin.

II 36   N° 1. Gros intestin à quelques pouces du rectum ; congestion et petites ulcérations de la muqueuse avec petits fragments de fausses-membranes; dyssenterie.

N° 2. Hémorrhagies partielles de la muqueuse du gros intestin.

II 37   Dégénérescence cancéreuse du gros intestin ; hypertrophie, ulcérations, teinte métallique à partir de l'anus et diminuant à mesure qu'on s'en éloigne.

II 38   N° 1. Plaques à teinte ardoisée sur la muqueuse d'une portion d'intestin grêle.

N° 2. Etat cancéreux des tuniques du gros intestin chez un enfant.

N° 3. Ulcérations et perforation du rectum.

II 39   Intestin grêle et gros intestin, chez un homme atteint de scorbut ; teinte ardoisée.

II 40   Inflammation avec rougeur vive et ulcérations de la tunique séreuse de l'intestin grêle.

II 41   Intestin grêle ave le mésentère ; injections

INDICES   DON. P. MM.

de la séreuse avec granulations très-fines.

II 42 Gros intestin et épiploon; congestion sanguine de la séreuse avec granulations de lymphe plastique ; ascite.

II 43 No 1. Tumeur adossée au testicule; c'était un kyste renfermant une production pileuse et une matière concrète analogue par sa couleur au méconium (inclusion sous-cutanée d'une tumeur fœtale).

No 2. Organes génitaux externes d'un malade anciennement opéré de la taille latéralisée. Pour remédier à une incontinence d'urine, il se lia la verge, ce qui amena la rupture du canal et la formation d'une poche urinaire.

II 44 No 1. Vessie ouverte; épanchements sanguins par points isolés ; hématurie.

No 2. Retrécissement de l'urètre ; vessie à colonne avec loge spacieuse ; rupture du canal, abcès.

No 3. Inflammation chronique de la muqueuse vésicale ; inflammation intense de la muqueuse urétrale ; ulcérations syphilitiques du prépuce.

II 45 Rétrécissement du canal de l'urètre ; rupture de la portion membraneuse, abcès urinaire gangréneux.

INDICES   DON. P. MM.

II 46   Vessie et canal de l'urètre ouverts dans leur partie antérieure ; cathétérisme impossible ; fausses routes et perforation des parois de l'urètre et de la vessie.

II 47   Occlusion complète du canal de l'urètre, suite d'inflammation ; fistule urinaire, destruction de la prostate, altération profonde des parois de la vessie.

II 48   Foie atteint de dégénérescence graisseuse.

II 49   Foie avec changement de coloration, atrophie de la vésicule ; calcul biliaire engagé dans son col, et agglomération de petits calculs engagés dans tous les conduits biliaires.

II 50   Nº 1. Foie cancéreux.
Nº 2. Vésicule biliaire altérée par des calculs.
Nº 3. Foie tuberculeux.

II 51   Hypertrophie considérable du foie avec dégénérescence encéphaloïde ; face supérieure.

II 52   Hypertrophie considérable du foie avec dégénérescence encéphaloïde ; face inférieure.

II 53   Nº 1. Abcès du foie.
Nº 2. Inflammation suppurative du rein.
Nº 3. Vive inflammation de la muqueuse

de l'uretère et du bassinet; la substance corticale ne semble pas parti-
ciper à l'inflammation.

II 54 N° 1. Portion de poumon avec hépatisation rouge.

N° 2. Portion de poumon chez un phthisique; hépatisation rouge et grise;
ulcérations profondes.

II 55 Poumon avec deux abcès nommés vomi-
ques.

II 56 Dos d'un individu atteint d'anévrysme
double de la crosse de l'aorte avec
usure de la paroi postérieure du tronc.

II 57 Dos du sujet précédent atteint d'anévrysme
double de la crosse de l'aorte avec usure
des côtes et de la colonne vertébrale,
peu de temps avant la mort.

II 58 Vue intérieure de l'anévrysme de l'observation précédente.

II 59 N° 1. Portion de la colonne vertébrale
faisant partie de l'observation d'anévrysme double de la crosse de l'aorte.

N° 2. Hypertrophie du cœur avec épaissis-
sement et dilatation du ventricule droit.

II 60 Affection cutanée connue sous le nom de
pian, développée au-dessous de l'oreille
et sur la région scapulaire.

II 61 Vaste tumeur formée par une dégénérescence cancéreuse du fémur.

INDICES   DON. P. MM

II   62   Coupe de la tumeur précédente.

II   63   Nᵒ 1. Inflammation des veines du rein.

Nᵒ 2. Maladie de Brigt.

Nᵒ 3. Kyste séreux dans le rein.

Nᵒ 4. Atrophie du rein avec altération granuleuse.

II   64   Eléphantiasis des Arabes, occupant tout le bras droit.

II   65   Sphacèle des muscles profonds du dos, consécutivement à un abcès phlegmoneux de l'aisselle.

II   66   Enorme développement avec dégénérescence encéphaloïde des ganglions du pli de l'aine.

II   67   Maladies de la peau.

II   68   Maladies de la peau.

II   69   Maladies de l'utérus.

TABLE DES MATIÈRES.

	Pages.
Introduction	5
ANATOMIE HUMAINE NORMALE	11
Système osseux	11
Articulations, muscles, organes splanchniques, vaisseaux, nerfs, organes des sens, organes génito-urinaires, fœtus.	25
ANATOMIE COMPARÉE	32
ANTHROPOLOGIE	39
Races humaines	39
Phrénologie; variétés de crânes	39
TÉRATOLOGIE	44
Anomalies simples	44
Anomalies osseuses	44
Anomalies musculaires	46
Anomalies artérielles	47
Anomalies diverses	48
Monstres simples	53
Monstres doubles	53
ANATOMIE PATHOLOGIQUE	54
Maladies des os	54
Fractures	54
Ostéites, périostéites et médullites	57
Caries	59
Nécroses	61
Exostoses, hypérostoses, périostoses, ostéophytes	65
Ostéosarcomes, spina-ventosa, tumeurs osseuses diverses	67
Rachitisme, carie, tubercules et affections diverses de la colonne vertébrale	68
Atrophie, fragilité des os	70

TABLE DES MATIÈRES.

Bassins viciés.   70

Maladies des articulations.   73

Luxations.   73

Arthrocaces.   74

Synostoses.   76

Hydrocéphales.   77

États divers des os.   78

Maladies des organes digestifs.   79

Maladies du système circulatoire.   79

Maladies des organes génito-urinaires.   81

Calculs.   84

Entozoaires.   86

Maladies de la peau.   87

Maladies du système nerveux.   88

Tumeurs et lésions diverses.   88

Musée Thibert.   90

Table des matières.   99

Lyon. — Typ. d'A. Vingtrinier.

9 782329 475325